儿童多动症_的识别与干预治疗

石统昆　王凤华

著

Identification and
Intervention Treatment
of ADHD Children

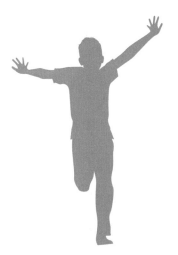

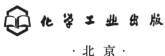

化学工业出版社

·北京·

多动症是儿童期最常见的心理和行为障碍之一，表现为与年龄和发育水平不相称的注意力不集中和注意时间短暂、活动过度和冲动多动，常伴有学习困难、品行障碍和适应不良等问题。本书分两篇，上篇主要介绍儿童多动症的症状表现及早期识别，下篇主要介绍儿童多动症的行为矫正及干预治疗。

本书适合幼儿及儿童家长、幼儿园及小学教师、儿保科医生、儿童发育行为研究人员等阅读。

图书在版编目（CIP）数据

儿童多动症的识别与干预治疗/石统昆，王凤华著. —北京：化学工业出版社，2019.9（2024.7重印）
ISBN 978-7-122-35323-8

Ⅰ.①儿… Ⅱ.①石… ②王… Ⅲ.①儿童多动症-防治 Ⅳ.①R748

中国版本图书馆 CIP 数据核字（2019）第 212414 号

责任编辑：张　蕾　　　　　　装帧设计：史利平
责任校对：王素芹

出版发行：化学工业出版社（北京市东城区青年湖南街 13 号　邮政编码 100011）
印　　装：北京建宏印刷有限公司
710mm×1000mm　1/16　印张 12¾　字数 244 千字　2024 年 7 月北京第 1 版第 8 次印刷

购书咨询：010-64518888　　售后服务：010-64518899
网　　址：http://www.cip.com.cn
凡购买本书，如有缺损质量问题，本社销售中心负责调换。

定　　价：58.00 元　　　　　　　　　　　　　　版权所有　违者必究

序言

为多动症诊治添砖加瓦

寻找，才会发现；敲门，门才会开。现在我们迈出了了解孩子和求知解惑的第一步，让我们在寻求和学习的过程中有所收获。

生活中有很多孩子注意分散，活动过多，性情暴躁，表现为心不在焉，心神不宁，有头无尾，杂乱无章，冲动任性，不顾后果。在课堂上不停地扭动，做小动作，东张西望；下课后则如脱缰野马，无目的地狂奔乱跑。虽然有些孩子看上去比较文静、少动，但注意力不集中，思想开小差，学习不专心，做事磨蹭拖拉，可是玩游戏或看电视却能目不转睛，注意集中。这些孩子主动注意弱，不持久，听课不专心，作业难完成；被动注意亢进，易分心，随环境转移，被外在事物吸引，他们往往伴随着学习困难、同伴交往困难和性格障碍等众多问题。

孩子在成长过程中出现了上述注意分散、多动冲动以及伴随的诸多问题，这是正常儿童的个性使然、调皮捣蛋，还是患上了多动症的注意病症、多动病症，一定要通过严谨的专业知识来进行评估、鉴别。正确的诊断是必要前提，明晰病症的严重程度和轻重缓急，才能保证后续有一个匹配的应对方案、个性化的康复策略和治疗手段，不然可能误诊误治，不但会耽误病情，还会因为误治而带来额外的伤害。本书的出发点也是希望通过深入浅出的讲解方式，通过理论依据、图表分析、故事导入和案例分析，让更为广泛的受众群体能够了解多动症、认识多动症、鉴别多动症、治疗多动症，从而给家长、老师、临床工作者、研究学者和关心关爱多动症患者的广大人士提供一些学习和应用的知识帮助。

多动症在儿童群体中屡见不鲜，是儿童期最常见的心理和行为障碍之一，表现为注意分散、多动/冲动、控制力差等症状，在临床上分为注意缺陷型、多动/冲动型和混合型三种亚型，在全球范围内多动症儿童发病较高，有 3％～5％ 的儿童受到影响，男孩发病率为女孩的 4～9 倍。有 40％～60％ 的多动症儿童持续至青少年期甚至成人期，并伴随诸如学习成绩下降、社会功能不良、违法犯罪以及交通意外频发等问题的发生。

尽管国内外学者从遗传学、环境因素、认知神经缺损理论及脑机制等不同角度都进行了较多描述，但迄今为止，多动症的遗传、环境、脑机制等病因结构还没有定论，诊断与鉴别诊断的客观量化指标还不完善，药物种类、疗效和不良反应还存在一定缺陷和争议，心理行为治疗技术的理论和应用进入了新的快速发展期，脑电波谱活动的实时监测、干预范式及疗效评估都有巨大的开拓空间和潜力，各个领域的关联性和交叉运用的多维理念应用，这些都为我们应对多动症困扰和儿童身心健康提供了新的思路。本书有两个篇章，上篇"儿童多动症的症状表现及早期识别"和下篇"儿童多动症的行为矫正及干预治疗"从多维度、多层次论述了多动症识别与干预治疗，希望读者能够根据自己的需要，从中找到适合自己的知识。

多动症的识别与干预是一项要求很高的医疗行为，必须符合科学性、逻辑性、普惠性、规范性等基本原则，才能够保障治疗结果的可靠性与正确性。书中关于视听混合的持续注意力测验、脑电活动特征与行为关联性架构、脑电生物反馈治疗、认知行为疗法、家庭治疗、同伴关系技巧等内容设计就是在医学专业知识的基础上，进行心理知识、行为训练、现代生物技术和传统治疗方案的有机融合和深入拓展，探索易于被孩子、家长、老师、学者以及临床医生接受和推广，多方联动的多动症识别与干预的新思路、新手段、新方案。

孩子是祖国的花朵，是民族的希望，是国家的未来。我们都期盼他们健康地成长，成为实现梦想的人。每个孩子都有着强韧的内心世界，都有着美好的未来憧憬，潜意识里都想成为一个优秀的人。但孩子的身心发育是一个漫长的过程，就像一棵小苗，总要接受风雨的考验。作为师长、亲人和朋友，我们有责任做出符合身心发展规律的引导，做好孩子成长的"引路人"，这是一门必修课。希望本书能够给关心孩子健康成长的人士带来一些帮助。

最后，感谢教育部人文社科项目"注意缺陷多动障碍儿童脑电特征与行为问题动态模型构建及干预评价指标研究（14YJCZH127）"的指导和资助。感谢嘉兴市心理卫生协会、嘉兴市妇保院的心理技术、临床指导和病患会诊的合作与探索。感谢嘉兴学院大学生科研团队基础资料的收集与汇总。感谢嘉兴学院医院全体同仁的协助和配合。

著者

2020 年 3 月

目录

下篇｜儿童多动症的行为矫正及干预治疗

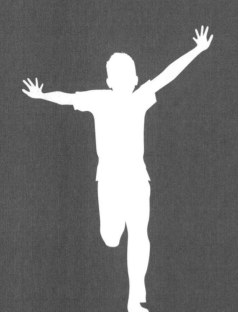

上篇

儿童多动症的症状表现及早期识别

第一章
多动症的现代医学观点

随着经济的发展、医疗技术水平的进步和人们思想认识的提升，"多动症"已经越来越为人们所认识和熟悉。家长发现孩子出现注意力不集中、动个不停、丢三落四、不受同伴欢迎等问题，想尽方法来管教都不见什么效果，大多会想到多动症的可能并主动求医。老师发现了类似问题也会主动与家长沟通，寻求解决的办法。"可怜天下父母心"，每位父母都希望自己的子女有所作为，每个孩子都是家庭的希望。如果孩子在某一方面表现异常，尤其身体和心智发育出现了问题，比如多动症，家长都会心急如焚，努力想办法帮助孩子渡过难关。

关于多动症，很多人会望文生义，认为多动就是孩子闲不住，不停地做动作，是患了病；当然，也有许多人认为多动是孩子顽皮，无关紧要，只是孩子的天性而已。有些人忽略了它的存在，耽误了病情；有些人又过分担心，导致身心俱疲，过犹不及。因此，正确认识和对待多动症对于孩子的成长、家庭的教养、学校的教育和社会的发展都是至关重要的。

一、多动症概述

从定义上讲，多动症有广义和狭义之分。广义上，由各种原因引起的多动、注意力不集中等表现都是多动症，可由脑实质损害引起，如先天性脑发育不全、脑炎和脑膜炎后遗症、各种脑病、脑损伤、遗传病、智力低下等，还有精神病、贫血和铅中毒等也是致病因素。狭义的多动症是指大脑无实质性的损害，智力正常或接近正常，主要表现为自我控制能力差、注意力不集中、多动等症状，并常伴有不同程度的学习困难。

儿童多动症在我国广泛使用，是一个通俗易懂、便于记忆的名称。多动症又称注意缺陷多动障碍（Attention Deficit Hyperactivity Disorder，ADHD），是儿童期最为常见的心理及行为障碍之一，在学习和生活等环境中均表现出与同龄儿童不符合的注意分散、活动过多、冲动及控制力差等问题，严重影响学习和人际交往，甚至出现认知障碍、品行障碍及情绪障碍等问题。症状可以发生在各种场所（如家庭、学校及公共场所等），一般男孩明显多于女孩，但智力大多处于正常范围。临床上将多动症分为注意缺陷型（Predominantly Inattentive type，I 型）、多动/冲动型（Predominantly Hyperactive/Impulsive type，HI 型）和混合型（Combined type，C 型）三种亚型，在全球范围内患病率较高，大约有 5% 的儿童受到多动症的影响。

多动症患病率在不同国家之间存在一定差异，美国精神病学会（APA）制订的《精神障碍诊断和统计手册》第四版（DSM-Ⅳ）记载，多动症的患病率较高，为 3%～5%，男孩为女孩的 4～9 倍。胡虞志等统计了我国不同地区 10 年间多动症的患病率为 2.6%～7.3%，其中男孩为 3.7%～11.0%，女孩为 1.2%～3.0%，男女间的性别比例为 (3～8)∶1，患病年龄大多集中于 8～9 岁的学龄儿童。郑毅荟萃分析认为国内多动症患病率为 4.3%～5.8%。调查时间和调查地区的差异得出的结果也存在差异，但多动症患病的年龄特点和性别差异的趋势基本一致，结论基本相同。

尽管多动症的症状表现会随着年龄的增长有所减少，但注意问题、冲动行为以及社会功能等问题会伴随成长过程而持续存在。其中有 40%～60% 的多动症儿童持续至青少年期甚至成人期，并伴随诸如学习成绩下降、社会功能不良、违法犯罪以及交通意外频发等问题的发生。

尽管国内外学者从遗传学、环境因素、认知神经缺损理论及脑机制等不同角度都进行了较多描述，但迄今为止，多动症的病因还没有定论，对多动症认知缺损本质的解释尚不完善，仍处于研究探索阶段。治疗方面，对于行之有效的治疗手段存在着一定的争议，但也有一些较为有效的治疗方法，常用的有药物疗法、行为干预方法、多感观治疗、生物反馈疗法以及多种方法的联合应用等。在治疗方法中的无侵害性、不良反应少的非药物疗法更容易被更多父母、儿童以及社会所接受。近年来，作为最常见的儿童心理和行为障碍之一，多动症受到了不同研究领域学者及医护、教育和社会人士的广泛关注。

案例：

＊小光，男孩，小学二年级，生性活泼好动，在教室里从没有安静过，常常跟周边的同学说笑打闹，还经常发脾气。

上课时注意力不集中，同学们都不愿意和他同桌，也不愿意和他相处，没

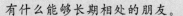

有什么能够长期相处的朋友。

由于很难静下心来听课，放学后又不完成作业，学习成绩非常差；由于成绩差，而且上课时经常违反课堂纪律，小光一直被老师和同学视为后进生。

在家里，父母也因为他丢三落四、作业拖拉、成绩较差、调皮捣蛋而耗费了很多时间来批评和教育孩子，甚至打骂，都没有见到好的效果，父母想帮忙又使不出劲来。

每次家长会上老师还要向父母反映小光的表现，父母回家后再苦口婆心、威逼利诱地教育他。

这个 8 岁的孩子让父母精疲力尽，伤透脑筋，一切努力好像都无济于事。

二、多动症的演变与发展历程

早在一百多年前人们就发现和认识到了多动症的存在。但在最初的研究中遇到了重重阻碍，难以确定的病因也成了其探究的重点和治疗的难点。随着科学技术的不断进步与医学技能的不断创新，对于多动症的认识已经不断深入，多动症的诊断康复也会不断取得新的突破。

（一）多动症的演变

1845 年，德国医生霍夫曼（Hoffman）最早发现很多患过脑炎的儿童会有无端躁动不安的现象，并首次将这种儿童活动过度的现象看作不是由于顽皮，而是作为一种病态予以描述。

在霍夫曼之后的一个多世纪里，许多精神病学家、神经病学家、儿童学家、教育学家、心理学家以及社会学家，都从不同角度对本病进行了研究。

1902 年，一位对儿童疾病有兴趣的乔治·史提尔（George Still）医生，在伦敦发表了题为"儿童异常心理状态"的文章，第一次较为充分地对儿童活动过多、躁动不安的现象做了详细的描述和分析。这些多动孩子智力是正常的，但这些儿童"对于动作控制有不正常之处"是一种独立的疾病。

1922 年，霍曼（Honman）等发现儿童患了脑炎后可出现多动行为障碍，其认为多动症为脑炎后遗症所致。霍曼等的发现呼应了霍夫曼的发现，此阶段的学者大都把注意焦点集中在多动症的脑损伤上。

1931 年，温科夫（Winncoff）指出这类综合征不是儿童期的活力旺盛所致，并提出"儿童多动症"的病名。

1947 年，施特劳斯（Strauss）和莱赫蒂宁（Lehtinen）认为本病症状与脑损伤有关，因此命名为"脑损伤综合征"。

1949 年，格赛尔（Gesell）和阿姆特鲁德（Amatrnda）对此提出了新的看法，明确提出了"轻微脑损伤"，但当时没有受到重视。

1962 年，各国小儿神经专家在英国牛津开会讨论，提出在本病病因尚未弄清之前，暂定名为"轻微脑功能失调"（MBD）。

1971 年，在美国"关于应用精神兴奋药治疗行为障碍学龄儿童"的国际研讨会上，有学者提出应用精神兴奋药治疗行为障碍的学龄儿童，疗效较佳。从此，MBD 的防治工作日益受到重视。

1978 年，世界卫生组织（WHO）公布的《国际疾病诊断分类手册》第9 版（ICD-9），以"儿童多动综合征"（HSC）命名，并分为单纯活动过多和注意障碍、伴有发育迟延的多动症、伴有行为障碍的多动症和其他四种亚型。

1980 年，美国精神病学会《精神障碍诊断和统计手册》第三版（DSM-Ⅲ）将此类疾病命名为"注意缺陷障碍"（ADD），分为注意缺陷障碍伴有多动、注意缺陷障碍不伴多动和注意缺陷障碍残留型三种亚型。对同时有明显多动症状的儿童，命名为"注意缺陷障碍伴多动"（ADDH），且正式作为一个独立的诊断名称，并制订了主要诊断依据，强调多动、冲动和注意障碍三大症状。各国儿科学相继将注意缺陷障碍（ADD）列为疾病内容。

1987 年，修订的 DSM-Ⅲ-R 更进一步研究发现多动也是本病的主要症状，依据注意障碍与多动症状经常同时存在的现象，将本病命名为注意缺陷多动障碍（ADHD），同时取消了 ADD 这一亚型。

1992 年，ICD-10 在 ICD-9 基础上进行了修订，命名为"儿童多动性障碍"（HDC），对有明显多动症状同时又有明显品行问题的儿童，增加了"多动伴品行障碍"的诊断名称和诊断标准，目前仍为国际通用。

1994 年，DSM-Ⅳ 在之前的基础上进行了修订，将三项症状合并为二，"注意力不集中"与"多动冲动"定义为注意缺陷多动障碍（ADHD），分为注意缺陷型（I 型）、多动/冲动型（HI 型）和混合，型（C 型）三种亚型。

1997 年，巴克利（Barkley）主张将不专注、冲动、多动整合，称为"三位一体"。综合了 20 世纪 90 年代以来的认知心理学的信息加工理论，坚持抑制功能缺陷是多动症的最佳病因。

1981 年，我国一般概念、命名和诊断原则基本上参照 ICD 系统，中华神经精神学会宣布的《中华医学会精神病分类-1981》定名为"多动综合征"，通常称为"多动症"，列入儿童精神障碍性疾病。

1989 年，我国《中国精神疾病分类方案与诊断标准》第二版（CCMD-2）将本病诊断为"儿童多动症"（注意缺陷障碍）。

1994 年，我国《中国精神疾病分类方案与诊断标准》第二版修订本（CCMD-2-R）又将本病命名为"儿童多动症"（注意缺陷多动障碍）。

2001 年，颁布的《中国精神疾病分类方案与诊断标准》第三版（CCMD-3）中命名为"多动障碍"，下面分为注意缺陷多动随意（儿童多动症）以及多动症合并品行障碍等亚型，在我国广泛使用"儿童多动症"。

2013 年，DSM-Ⅴ 保留了 DSM-Ⅳ 的定义、分型以及核心内容，在原有症状上增加了案例说明，重视主要症状表现；症状出现的年龄放宽到 12 岁，特别提出成人多动症的诊断标准，使对成人的诊断和治疗得到重视。同时重视情绪问题和共患病的识别等多个方面内容，更加具有临床实用性。

2018 年，ICD-11 首次定义为注意缺陷多动障碍，也分为注意缺陷型、多动/冲动型和混合型，在定义、分型以及核心内容与 DSM-Ⅴ 进行了统一。

小知识1：

德国人霍夫曼（Hoffman）是一名内科医生和解剖学家，1845 年，首次将患过脑炎儿童活动过度的现象看作是一种病态予以描述。后来，他管理一家精神病医院，经营得非常出色，而他以前没有这方面的经验。他出版了《亨利，孩子们的守护者》一书，主要讲述了一个懒惰捣蛋的男孩最终一事无成、无家可归的故事，让他成为红极一时的人物，其写作的出发点力求以儿童的视角为中心，反映孩子的内心世界，反响极为热烈，并且创作了插画作品，用图画来记录和表达他的内心映像，为我们了解那个时代的历史和观念有了更加直接形象的理解。

霍夫曼认为当时的儿童作品"过于理性、太天真、太虚伪，不像是儿童作品，让人感觉不真实，与现实脱节，矫揉造作"。因而，他创作的作品摒弃了讨好成人，去除理想化，站在孩子的立场上思考，让孩子能看懂，创作的出发点是给那些能够生存下来，充满童真，喜欢这些故事的儿童阅读。这本书最初是写他自己的儿子和那些"好孩子"的，当然也包含那些经常惹祸，认知和行为有问题的孩子。书中主人公之一的"不安的菲尔"（fidgety Phil），菲尔一刻不停地动来动去，调皮捣蛋，令父母非常生气，还拿他没有办法。

当时环境下，人们对菲尔这样的孩子的看法是极端的，有的观念认为这样的孩子是天使，是与众不同的，不可侵犯；有的观念认为这样的孩子是魔鬼，是来惩罚人们所犯下的罪过。霍夫曼的作品中融入了一些医学观点，认为这些孩子出现的问题有其客观存在的原因，不是他们本来应该有的表现，是有原因的一种病态的结果，这些对于儿童行为问题的观点与传统观点格格不入。霍夫曼从趣味性、真实性、生活性等角度将儿童活灵活现地展现在人们面前，将儿童包括问题儿童看作是芸芸众生中的一部分，描述儿童自己的真实的生活。他允许儿童对这个世界拥有自己的看法。不得不承认，与19世纪时代特色的典型的家庭生活图片资料相比，霍夫曼向我们展示的图片更加精彩有趣和真实。

在现代医学观念中，菲尔这样的孩子可能只是不安静但并无功能受损，或者也需要对其症状表现进行鉴别，从科学的角度来讲也需要当面的临床评估来完善信息和进一步的判断。霍夫曼虽然并非是对一种疾病的描述，也并非是要试图提示这种状态的病因，但是他为我们了解儿童多动症开启了新篇章。

（二）多动症的发展进程

在德国医生霍夫曼提出儿童活动过度的现象是一种病态以来，多动症的研究大概经历了五个时期的发展进程。

一是脑损伤研究时期（1900—1959）。多动症主要由于损伤、疾病、遗传和环境所致，强调脑损伤所带来的危害，以及产前或产后的伤害、感染、铅中毒、癫痫、额叶损伤等因素，并在精神兴奋药治疗儿童头痛，却给孩子的行为和学业带来了戏剧性改善。这一时期的代表理论为"轻微脑功能失调"。

二是多动症候研究时期（1960—1969）。人们发现大多数行为问题患儿并没有出现大脑物理性损伤，多动症候的理念是表现出高于一般儿童正常速度的活动，或者经常动个不停，或者两者都有。多动症候更具说服力，使得多动症候逐渐从混淆不清的轻微脑功能失调中独立出来。多动症候为具体的学习或行为障碍，如阅读障碍、语言障碍、多动行为等，表现为活动过度、坐立不安、易分心、注意广度小等主要症状群。

三是注意缺陷研究时期（1970—1979）。多动症的症状问题成为研究热点，由过去单一的症状转向比较完整的症状研究。较多观点认为相对于多动，持续性注意缺陷和冲动控制更能解释患儿的症状和功能障碍。而且一些多动的孩子在持续和即时强化的条件下，持续注意能力并没有下降。同时，心理药物治疗、行为干预技术、父母管教方式、文化因素以及人工食物添加等方面的研究都有进步。

四是诊断标准争论时期（1980—1989）。在此期间，针对多动症的研究出现强烈分歧。 1980年，美国精神病学会《精神障碍诊断和统计手册》第三版（DSM-Ⅲ）将此类为注意缺陷障碍，以不专注和冲动为诊断的主要依据，多动只是一个附属症状。而WHO《国际疾病诊断分类手册》第9版（ICD-9）依然强调多动在诊断中的关键作用。 DSM-Ⅲ还分为缺陷伴多动（ADHD）、不伴多动（ADD）和注意缺陷障碍残留型三种亚型。随后DSM-Ⅲ-R将本病命名为注意缺陷多动障碍（ADHD），取消了ADD。经过十年的研究核心症状和诊断标准近于明确，注意缺陷、动机因素和强化机制等方面作用越来越受到重视。

五是核心症状整合与多学科共进时期（1990—至今）。多动症是一种由遗传、社会和环境等多种因素共同作用产生的复杂疾病。这一时期，以ICD-10、 DSM-Ⅳ、 CCMD-3为代表的诊断标准，得到了广泛认可和应用。多动症核心症状的分歧基本得到了统一认识，将三项症状合并为二，"不专注"和"多动/冲动"。同时，一些新的技术手段（如EEG、 PET、fMRI、 ERP等）用来研究多动症大脑的异常，也有一些研究手段（持性注意力操作测验、威斯康星卡片测验及相关量表等）用来研究认知功能和行为问题。还有一些遗传、基因、免疫等学科的研究都取得了一定的进展，以及各学科研究的交叉应用均得到了广泛发展，通过各学科领域的研究探索以及学科间的相互验证，共进共存，以取得新的进步和突破。

以上五个时期的发展中多动症概念的发展变化，如表1-1所示。

表1-1　多动症概念的演变

脑损伤研究时期(1900—1959)
脑损伤症候群
脑炎后行为障碍
器官趋力
器质性脑综合征
行为机体综合征
轻微脑损伤
多动冲动障碍
多动症候研究时期(1960—1969)
轻微脑功能障碍
多动行为
儿童期多动反应,APA,1968(DSM-Ⅱ)
注意缺陷研究时期(1970—1979)
多动综合征
多动儿童综合征
多动综合征,WHO,1978(ICD-9)
轻微脑功能损伤综合征

续表

诊断标准争论时期(1980—1989)
　　注意缺陷障碍,APA,1980(DSM-Ⅲ)
　　多动障碍,CPA,1981(CCMD-3)
　　注意缺陷多动症(ADHD),APA,1987(DSM-Ⅲ-R)

核心症状整合与多学科共进时期(1990 年至今)
　　多动症,WHO,1992(ICD-10)
　　注意缺陷多动症,APA,1994(DSM-Ⅳ)
　　注意缺陷多动症,APA,2013(DSM-V)
　　注意缺陷多动症,WHO,2018(ICD-11)

小知识2：

　　在小学的课堂上，几乎每个班级都有调皮捣蛋的学生，他们在上课时不是双手动个不停，就是东张西望，骚扰周围的学生，影响课堂纪律，让老师大伤脑筋。有的老师就会建议他们的家长，带孩子去医院儿科、儿保科、精神科、心理科等检查是否患有多动症。

　　一些专门的精神疾病医疗机构也发现，一到寒暑假，就诊的患者中儿童会突然增多。特别是我国很多家庭都是独生子女，孩子的成长问题就更加受到家长的重视。然而有时仍然会出现事与愿违的情况，一些家长也不得不接受这个现实——孩子患上了多动症。

三、多动症的现代医学观点

　　儿童多动症研究经历的一个多世纪的历程里，众多精神病学家、神经病学家、儿童学家、教育学家、心理学家以及社会学家对病因机制、流行病学、症状学、诊断及治疗进行了广泛探索，在分子遗传学、神经递质研究、脑电图、药物治疗、心理治疗、教育训练以及跨文化研究等方面均取得了一定的成果。

（一）病因学研究

　　一个多世纪以来，研究者对多动症的病因与发病机制进行了深入研究。虽然目前还不完全清楚发病原因，但研究表明以下几个因素可能是致病原因。

在遗传学研究方面，国内外学者普遍认为，儿童多动症的发病与遗传密切相关，其遗传方式可能是基因遗传。对多动症儿童进行研究，发现同卵双生子之间有很高的同病率，40%左右的多动症患儿的父母、同胞和其他亲属在童年也患有此病，并且多动症儿童父母患精神疾病的比例比较高。

在影像学研究方面，研究认为多动症的神经精神缺陷涉及大脑额叶区、基底核等部位。有关文献报道显示，多动症患儿右侧额叶区、左侧尾状核体积明显小于正常儿童。磁共振成像（MRI）研究显示多动症患儿与正常儿童相比，右侧尾状核体积大于左侧，呈不对称分布，表现为右苍白球小、右前额区小、小脑小，与正常儿童正好相反。正电子发射断层摄影（PET）的大脑扫描成像显示，ADHD女性患儿右大脑抑制冲动和控制注意力的区域糖代谢降低。

电生理学研究表明，ADHD患儿的脑电图较同龄正常儿童前额部 θ 波或 δ 慢波活动相对增多，而 β 波活动相对减少，θ/β 增大。随年龄增长，该比例逐渐减少。定量脑电图结果提示患儿大脑功能成熟延迟。

关于本病的生化研究，大量临床研究资料表明了多巴胺（DA）在儿童发病中的作用，几乎所有治疗多动症的药物都与多巴胺有关。但也有一些学者认为，ADHD的发病原因不能用一种神经递质解释，而应包括多巴胺、去甲肾上腺素等多种神经递质异常。研究还表明，多动症儿童中镁缺乏率高于正常儿童，锌不足可导致药物及其他治疗失败，许多多动症患儿存在必需脂肪酸缺乏，血浆氨基酸代谢紊乱以及工业污染、不合理的饮食习惯等。

研究认为，环境与教育对儿童多动障碍有一定影响，心理社会因素可能是重要诱因。如早期智力开发过度，学习负担过重，环境压力过大，家庭不和，父母教育方法不当都可能导致该病。还有研究表明，多动障碍儿童多处在家庭结构松散、矛盾冲突多的相对不良的家庭环境中，家庭环境对注意缺陷多动儿童有影响；多动症儿童的父母养育方式偏于拒绝、过度保护与缺乏温暖。

（二）诊断与评估研究

多动症是一种发病因素十分复杂的疾病，涉及生物、心理、社会等诸多因素，它的临床特征表现为注意集中困难、过度活动、易冲动、学习困难等。近半个世纪以来，医生已将临床经验归纳总结，制订出不同的量表，用以临床诊断。量表评定法是通过收集、记录患儿各种心理现象，包括智力、情绪、个性、行为以及与心理活动有关的各种因素，并给予量化的方法，对多动症进行综合诊断。目前，量表评定法已经成为国际对多动症进行诊断的主要工具。

国内外有关多动症评定的量表有几十种。常用的有 Conners 儿童行为量表（PSQ）、 Rutter 儿童行为量表、 Achenbach 儿童行为量表（CBCL）、父母教养方式量表（EMBU）、长处与困难量表（SDQ）等，既有家长版、学生版，又有教师版，涵盖认知、行为等多个方面。除了量表，还有一些心理行为的测验方法。常用的有持续性注意力操作测验（CPT）、威斯康星卡片测验（WCST）、划消测验、数字符号、数字广度等。这些量表和测验各有特色，它们从不同角度，采取不同的记分、统计方法，对患者的行为、能力以及临床表现进行评估打分，得出结论，做出诊断。

为了正确鉴别多动症，国际上还制订了许多诊断标准。目前，国际上公认的儿童多动症的诊断标准：一个是 1980 年美国精神病学学会《精神疾病诊断和统计手册》第三版（DSM-Ⅲ）首次制订了注意缺陷/多动障碍的诊断标准； 1994 年又在 DSM-Ⅲ 的基础上出版了第四版（DSM-Ⅳ），以及 2013 年的第五版（DSM-V）。这一诊断系统在北美地区广泛流行，其他地区也有较多应用，我国有些专家目前也采用此标准。另外一个是世界卫生组织于 1992 年颁布的《国际疾病诊断与统计手册》第十版（ICD-10）中关于多动性障碍的诊断内容，在英国和其他欧洲国家采用较多。此外，中华医学会精神科分会于 2001 年出版了《中国精神疾病分类方案与诊断标准》第三版（CCMD-3），根据我国的国情，为满足患者和社会的需要，并注意与国际接轨，提出了多动症的中国诊断标准。

小知识3： ---

多动症儿童的注意活动过程

儿童感知上的缺陷使之对事物的认识和体验发生偏离，从而心理变得异常，意志薄弱，性格波动。多动症儿童性格往往孤僻、任性，自控力差。

注意的活动过程分为三个环节：注意的选择、维持和转移。注意力的强度、稳定性和范围体现了心理活动对一定对象的指定和集中的程度，而多动症患儿的注意活动过程往往发生障碍，注意力不能高度集中，注意时间短暂，注意力不稳定，范围狭窄且容易分心，不善于分配注意力。

（1）注意选择性弱 注意分为无意注意和有意注意，多动症患儿无意注意占优势，对周围环境的变化、出现的新刺激容易引起反应，该有意注意的事物却看不到。如患儿在做作业时，总会听大人的谈话、窗外的吵闹声，上学路上也会被商店的玩具吸引，忘记上学。他们的注意力是不自觉的、无目的的，见到什么就去看、去做，不知道去辨别到底应不应该做。

（2）注意难以维持　注意力不能高度集中，保持时间短暂。患儿上学以后学习对他们来说是一件持久而艰苦的劳动，没有兴趣是不行的，上课专心听讲、按时完成作业是必须要做到的，这需要注意力高度集中，不能再像过去那样贪玩了。但是，多动症患儿的学习主动性和自觉性很差，上课小动作不断。作业得让父母督促。同时，他们的注意力也难以持久，一般对 10～12 岁的学生来说保持 40 分钟连续学习并不困难，而多动症患儿很难做到这一点。

（3）注意转移性差　多动症患儿的注意范围比较狭窄，而且注意力稳定性差，难以保持注意力，他们不能掌握和理解课文的全部内容，学习成绩波动也很大，这反映出他们的注意广度不够，注意力不稳定，并不是智力低下所致。同样，他们的协调性很差，不善于分配注意力，极易分心。完成某项任务需要眼、耳、脑、手分别控制并相互配合，如上课时眼要看书、黑板，耳要听讲，又要动脑思考，动手做笔记，这时他们会显得手忙脚乱、无所适从。

（三）治疗与干预研究

有研究报道，多动症患儿成年以后仍有 40% ~ 60% 的人有多动症状，严重影响他们的家庭生活、个人成就及社交关系，因此对他们进行早期干预非常重要。现在国内外许多学者主张根据患者的具体情况进行个体化治疗。目前精神兴奋药成为多动症药物治疗的主流。自 20 世纪 50 年代用哌甲酯（MPH）治疗多动症以来，到目前美国接受兴奋药治疗的多动症患儿中，90% 以上在服用哌甲酯（利他林）。药物治疗能够暂时改善多动症的核心症状，如多动、冲动、注意力不集中等，这已被多种研究所证实。当一线药物治疗无效时可选用二线药物，丙咪嗪、地昔帕明（去甲丙咪嗪）、5-羟色胺再摄取抑制剂（SSRI）如氟西汀也可用于治疗多动症。但这些药物只能调节患儿的情绪，对核心症状影响较小。三线药物为抗高血压药物，如可乐定、胍法辛等，但这些药物的治疗效果不如精神兴奋药，并且在用药过程中必须监测血压。

如果单独使用药物治疗并不能使患儿自我感觉良好或提高处理问题的能力，就需要采用辅助方式治疗。长期药物治疗可能与未知的危险因素相关联，并且药物治疗并不能使行为正常化。即使患儿长期服药，仍然会有家庭、学校等方面的许多麻烦。药物长期服用的有效性及安全性仍然是一个有待探讨的问题。

有研究证实兴奋药治疗及行为矫正治疗（BMOD）有互补作用，对改善 ADHD 患儿的症状有明显的效果。许多研究者的论点都是建议应采用多种干预手段综合治疗，全面提高治疗效果。行为干预包括在临床心理学家、医师的指导下的家庭、学校的综合治疗及自我调整。通过行为干预有望提高儿童自尊心、减轻焦虑情绪，提高与家人及同学交往的能力。

小知识4：

多动症患儿的记忆过程

记忆包括识记、保持和回忆三个基本阶段，多动症患儿识记过程的速度较慢，记忆保持的时间较短，容易遗忘，记忆的再认不够准确，不够稳定，对识记材料的选择、加工和分类能力较弱。

记忆分为无意识记忆和有意识记忆。学龄前儿童的记忆以无意识记忆为主，学龄儿童的有意识记忆已有很大发展。但是患有多动症的儿童在记忆的速度和时间、稳定性等方面会发生障碍。

（1）记忆速度缓慢，保持时间短暂　记忆的形成是建立在注意的基础上，先要把注意到的东西感知才能进入记忆，这时的记忆也只是短时记忆，只有注意不断持续反复才能形成长期记忆。多动症患儿注意力不能集中，不能专心听讲，所以对知识的掌握也缓慢，背课文也要花费比一般儿童多得多的时间。有时多动症患儿对识记材料也能在短时间内记住，但是印象不深，容易忘记，对老师讲的内容、布置的作业都难以保持长时间记忆，学习成绩自然也就很差了。

（2）记忆的再认不准确，不稳定，选择分类能力较弱　多动症患儿的记忆不稳定、不牢固，对学过的东西记得不全面，再认时漏洞百出，前后颠倒，有时已经记忆的内容也会突然忘记。如平常能背出的课文到课堂上便背不上来了，平时能记忆的公式，考试时就用不上了。多动症患儿记忆的选择、加工、分类能力较弱，不会有选择地记住重要的东西，对形象直观的东西能够靠机械记忆记住，但那些抽象、间接的记忆内容则相对困难。如数字题一般套用公式计算困难不大，但遇到应用题就理解不了；背诵课文只背诵原文还行，让复述段落大意就抓不住要点，困难重重了。

（四）发展趋势与方向

每位家长都希望自己的孩子健康成长，成为一名全面发展的人才。但多动障碍之谜仍尚未完全被解开，许多问题有待深入的研究。

目前多动症的诊断大多仍然依据临床症状，传统的精神病学症状评估依赖于对象的自我报告或父母和老师的介绍。这些都会受记忆、主观印象和其他潜在混杂因素的影响。

追求更加客观的、无创的检测手段和诊断标准是多动症临床诊断技术的重要发展方向。多动症发病机制和临床诊断的复杂性和诸多因素，客观上要求今后的研究需要利用多角度、多方位、多层次的现代化技术手段，探索一个或若干个客观的定性及量化的指标，从而减少因为主观因素造成的误诊、漏诊，以提高诊断的准确性。

神经心理学方法直接评估操作表现，易于执行和记分，所以，神经心理学测试将有助于多动症诊断的确定和干预治疗。国内有关多动症的研究也呈积极态势，但许多研究仍然集中在智力结构、脑电图、事件相关电位及临床分型等方面，而能够反映个体的某些心理特点或临床特征，涉及注意障碍的核心问题——执行功能的研究较少。威斯康星卡片分类测验（WCST）、Stroop 字色干扰测验（Stroop）、持续性视听混合的注意力操作测验（IVA-CPT）等方法被认为是对前额叶执行功能较敏感的指标，在国外应用于多动症的研究较多，且这些测验几乎不存在文化差异，可以用来探索前额叶功能，为诊断与治疗提供神经心理学实验依据。

认知神经心理学诊查技术基于多动症神经电生理诊查技术和生物信息处理技术，两者进一步结合发展是今后对多动症脑电诊断研究的一个发展方向。目前，关于脑电特征和脑电波形 δ 波、θ 波、α 波、SMR 波、β 波、高频 β 波等方面的研究已经取得了一定的成果。

近年来由于现代分子生物学技术的快速发展和应用，国内外对 ADHD 的分子遗传学研究也日益增多。多动症与中枢神经系统的多巴胺（DA）系统、去甲肾上腺素（NE）系统和 5-羟色胺（5-HT）系统有关，并已形成一些颇具影响力的假说，如 DA 活动减低假说、5-HT 活动减低或过度假说以及去甲肾上腺素（NE）功能不足假说等。可能在不久的将来，这些假说会揭示多动症发病的谜团。

未来对多动症的研究方向，首先是药物长期治疗以及治疗范围的有效性及安全性；其次是干预措施，用来减少多动症的有关症状，改善多动症患儿的健康水平以及社会功能的有效性；再次就是如何制订出适合多动症患儿及家庭的干预措施。目前，国内外学者多数主张对多动症患儿的干预应以药物治疗为主，心理教育、行为干预、内外环境干预等多种模式相结合，针对患儿可能的病因进行个体化的全方位综合治疗。

第二章
多动症的形成及影响因素

多动症的形成因素十分复杂，许多专家学者用了大量的时间来探寻发病机制，直到如今对多动症的确切成因仍持有分歧，发病机制仍未完全阐明，但比较共性的认识是由遗传和多种环境因素共同作用的结果。

一般认为多动症是由生物-心理-社会等多因素交互作用引起的心理行为障碍性疾病，是多种致病因素联合作用引起的一种复杂性疾病，导致儿童学习困难和社会功能损害，而且多动症的诊断尚缺乏具有鉴别价值的生物学标记物，导致很难客观地进行诊断。多动症的成因涉及遗传因素、神经影像学改变、家庭社会环境因素以及环境因素等众多方面。

一、遗传因素

（一）家系研究

国内外许多研究结果表明，导致儿童多动症的基础因素是生物学因素。有学者从家系、双生子以及寄养子等方面对儿童多动症的遗传方式进行研究，发现儿童多动症发生具有家族遗传倾向，患儿同胞该病的发病率约为 65%，明显高于正常儿童同胞约 9% 的发病率；多动症家族成员发生该症的危险性高于正常儿童 2~8 倍。

近几年来，国外开展了许多大型的双生子研究项目，数据常被用于衡量一种症状受遗传因素影响的程度，通过同卵双生子和异卵双生子的比较研究来反应环境因素和遗传因素的作用。如在荷兰进行的 6024 对双胞胎的一项研究结果认为，多动症的遗传度介于 32% ~ 40% 之间。国内学者研究结果显示，双生子中具有多动、冲动的行为特征的遗传度为 55% ~ 97% 。

目前对收养子的研究还很少，一些幼儿即被领养的收养子，他们的养父母在其幼儿成长期如果有酒精中毒、反社会人格、多动行为问题表现等病史情况，收养子出现学习问题、同伴关系和性格发展等问题均比正常生长发育的孩子严重得多。

（二）遗传基因研究

通过对家系、双生子和寄养子的研究均表明多动症是一种遗传性疾病，且其遗传方式具有多基因遗传的特征。近年来，随着分子生物学的快速发展，近 300 个候选基因被认为与多动症的遗传性相关。这些候选基因主要集中在多巴胺能通路、 5-羟色胺相关通路以及去甲肾上腺能通路。

（1）多巴胺能通路基因　多巴胺能系统（Dopamine， DA）因其在运动控制、认知功能中有重要作用，且其对环境改变敏感而受到广泛关注。多动症儿童多动、认知能力较低等症状可能与额叶-纹状体-环路多巴胺系统功能受损有关，多巴胺能通路候选基因主要有 DRD2、 DRD3、 DRD4、 DRD5、 DAT1 等，其中 DRD4 及 DAT1 是研究最广泛的多动症候选基因。

DRD4 位于 11p15.5，其外显子 Ⅲ 上 48bp 可变数目串联重复序列（Variable number of tandem repeat， VNTR）多态性 7R 被认为是多动症的危险基因。多态性 7R 更易发生同义和非同义替换及罕见变异，与 VN-TR 重复长度相比，这些罕见变异及非同义替换对于多动症发病机制的意义可能更重大，且多态性 7R 的罕见变异与多动症的基因易感性相关。

DAT1 位于 5p15.3，由于多巴胺能神经递质的转运主要依靠多巴胺转运蛋白且多巴胺转运蛋白是哌甲酯的主要作用目标，而哌甲酯又是治疗多动症的一线药物，因此 DAT1 备受关注。一些学者研究中发现位于 DAT1 的 3′ 非转录区（3′-untranslated region， 3′ UTR） 40bp VNTR 的 10R 与多动症状，尤其是注意缺陷显著相关，且 10R（3′ UTR 40bp VNTR）/6R（intron 8 30bp VNTR）组成的 DAT1 单体型与多动症发病及认知功能缺陷相关。

（2） 5-羟色胺能通路基因　 5-羟色胺（5-Hydroxytryptamine， 5-HT）可以通过调节额叶-纹状体通路影响多动症注意缺陷及行为冲动的症状，且选择性多巴胺再摄取抑制剂对于多动症治疗有效。与多动症有关的 5-HT 基因主要有 5-羟色胺转运体（5-HTT/SLC6A4）、 5-羟色胺受体 1B 和 2A（HTR1B 和 HTR2A）等，其中 SLC6A4 是研究最广泛的多动症候选基因。

SLC6A4 位于 17q11.2-12，其位于启动子处的 44bp 插入/缺失的多态性（5-HTTLPR）以及位于内含子 2 的 17bp VNTR 多态性（STin2）是目前研究最多的与多动症发病相关的多态性。 5-HTTLPR 与多动症有关的等位基因有长等位基因（l）和短等位基因（s），且 5-HTTLPR 的 l/l 基因型与 l/s、 s/s 相比更容易出现注意力不集中的症状，提示 5-HTTLPR 不仅与多动症的易感性有关，也与多动症的症状严重程度有关。

（3）去甲肾上腺能通路基因　尽管与多巴胺能神经通路及 5-HT 能通

路相比，有关去甲肾上腺能（Norepinephrine，NE）神经通路的研究较少，但是由于去甲肾上腺素转运体拮抗剂对于多动症治疗有效，去甲肾上腺素转运体（NET1/SLC6A2）基因亦成为去甲肾上腺能相关基因中研究最为深入的基因。

NET1基因位于16q12.2，属于SLC6家庭Na$^+$/Cl$^-$依赖性载体。SLC6A2的启动子上游区域-3081处腺嘌呤（A）在某些人群中会变异为胸腺嘧啶（T），这个变异会影响启动子的活性。有学者研究发现，尽管SLC6A2、ADRA1A、ADRA1B、ADRA2B均与多动症相关，但是在排列调整之后显示除SLC6A2外，这些基因与多动症的相关性变得微乎其微，在进一步地深入分析，单体型SLC6A2（rs36009、rs1800887、rs8049681、rs2242447及rs9930182）与多动症存在显著相关性，这说明在SLC6A2中主要存在一些单核苷酸多态性与多动症的基因易感性有关联。此外，NET1/SLC6A2与执行功能的研究甚少，尚需进一步探索。

（4）儿茶酚胺氧甲基转移酶通路基因　儿茶酚胺氧甲基转移酶（Catechol-O-Methyltransferase，COMT）是多巴胺代谢通路中重要的代谢酶。COMT基因定位于22q11.2，COMT基因编码两种异构体形式，分别为可溶型COMT（S-COMT）和膜结合型COMT（MB-COMT）。

MB-COMT主要表达于大脑神经元，同时在大脑前额叶皮质部位调节多巴胺信号转导过程中起重要作用。MB-COMT包含一个常见的功能性单核苷酸多态性，在第158个密码子处出现蛋白质序列改变，使多动症的COMT活性与热稳定性下降，COMT Val158/108Met多态性与执行功能中的模式转换能力下降。COMT的改变易使多动症出现更多的执行功能、注意保持及反应抑制等问题，但COMT多态性与执行功能受年龄、性别等因素影响，使得研究结论存在一定的不确定性，尚需进一步研究探索。

（5）表观遗传学作用　多动症的遗传性不仅包括基因的影响，而且包括基因-环境的相互作用。越来越多的证据表明多动症是基因与环境相互作用导致的结果，早期暴露于不良环境中可导致多动症的发病率增高，而这个过程的主要机制由表观遗传学介导。随着分子基因学的发展，一些学者在多动症儿童中发现了异常的甲基化及组蛋白乙酰化，证实表观遗传学参与多动症的发病，其中，DRD4上游的一个关键位点CpG的甲基化直接影响多巴胺的功能调节，参与从不良环境影响到表型形成的整个过程。此外，SLC6A4启动子区的甲基化水平与多动症的一些特定症状（冲动、多动、控制力差）严重程度显著相关，且其甲基化水平与右侧枕颞区皮质厚度存在负性关联的关系。

众多的研究结果都显示出遗传因素与多动症的密切关系。这些遗传因素通常都表现在人体的内在变化，孩子自己在身体表观上没有什么感受，但是他们在日常行为中可以通过一定的心理情绪和行为症状表现出来，能够被观察和捕捉到。

案例1：

* 小利，男孩，6岁，生于农村家庭。父亲小时候也是一个令家长和邻居头痛的孩子。父亲长大后喜爱喝酒，脾气暴躁，易怒，与妻子经常吵架，甚至出手打妻子，和邻居也会因为一些生活琐事发生言语冲突或肢体冲突。母亲比较柔弱，但是口齿伶俐，吵架时父亲根本不是对手，所以每次吵架很容易上升为打架，每次被打的总是母亲。小利3岁左右时，母亲受不了父亲的行为，提出离婚，母亲离开家后就没有了音信，小利就再也没有见过母亲。

由于家庭贫困、离婚以及父母多年来养成的生活习性，小利很少能感受到家庭的温暖和父母的关爱。父母离婚不久，父亲就离开家乡外出打工，只有过年的时候才回来几天，小利成为留守儿童。小利长期跟着爷爷奶奶一起生活，两位老人除了照顾小利的生活起居外，也不懂得关心小利的内心。小利平时由爷爷照看，爷爷腿脚不方便，爱喝酒，酒后容易发火骂人，有时还打人。后来奶奶也外出打工赚钱，小利就只有孤零零地跟着爷爷生活。爷爷的教育方式表现为两个极端，要么过度地溺爱，要么怒气地打骂。

小利在这样的家庭环境中成长，逐渐出现了不愿意说话，不愿意理人，不愿意待在家里，而变得没事到处乱跑，捡废纸板、废瓶子、废铁丝等废品去卖钱，卖了钱就去小卖店买小零食吃。现在6岁多了，数数还不能数到一百个数字，村里的人都觉得这个孩子太淘气、太捣蛋，有点笨、有点傻。有一天，小利不知在哪里捡来一只流浪的小狗，他把小狗拴在一根小木头上，一会儿给它吃小零食，一会儿用小铁条殴打小狗。就这样一个多小时以后，村里人发现他就这样把这只小狗给打死了。

除了上述问题，他在生活、学习过程中，还存在丢三落四、记不住别人和他说过的话、坐不住板凳、不配合练习算术或做简单的家务等。他在集体活动中有意注意时间短，缺乏纪律意识，自控能力弱；缺乏与同伴交往的能力，甚至逃避与同伴交往；冲动任性、攻击性行为强、情绪障碍、活动过度等问题。后来，父亲从外地赶回来，带小利去医院看病。经医院的检查和相关的测验后，孩子被确诊得了多动症。

我们从多动症遗传的角度来看，一些孩子品行上如果出现了问题，比如易激惹、爱闹、爱吵、调皮捣蛋等，那么在他的亲属中往往有着类似的问题或行为表现。

二、神经解剖学因素

目前，关于多动症神经解剖学因素的研究中，主要探讨大脑额叶、颞叶皮层、扣带回、纹状体、小脑及与其相关的基底节结构等部位在多动症发生过程的生理改变，并提出了大脑额叶、纹状体、前扣带认知区功能异常等假说。因此，多动症行为异常可能与上述大脑功能区域发生功能异常及高级认知神经回路功能障碍有关。额叶功能异常可导致注意缺陷、行为冲动、情绪波动、活动过度等问题。在脑形态学方面，多动症患儿大脑和小脑各功能区域广泛性容量减小。有学者研究发现多动症患儿大脑的顶叶、枕叶及额叶脑沟与正常儿童相比左侧中央后沟和右侧枕叶沟的平均深度显著增大，左侧额下沟的平均长度显著减少。

（1）脑部弥散张量成像　多动症脑部弥散张量成像（Diffusion Tensor Imaging， DTI）的额叶前区、左侧颞叶和右侧顶枕区脑白质片段各向异性值增高，这些区域与行为的计划、启动和执行有关，意味着额-颞叶和枕-顶叶的纤维联络减少，提示多动症的脑发育存在成熟障碍。

DTI 可以显示出复杂的脑白质结构，其基础是观察白质中水分子自我弥散的各向异性。弥散各向异性的两个主要参数是平均弥散能力（MD）及部分各向异性（FA）， MD 代表水分子弥散幅度， FA 代表水分子的弥散方向。 FA 值增高提示髓鞘化程度增高，或神经纤维联系减少；而 FA 值降低则常提示脑白质可能处于病理状态。近年来， DTI 揭示脑白质异常在多动症发病机制中起着重要作用。

额叶-纹状体-回路在运动及注意力控制中起着重要作用。 DTI 感兴趣区分析法（ROI）发现，多动症在与额叶-纹状体-回路相关的 ROIs 存在异常改变，且 FA 值在胼胝体、右额叶区、右侧额上回、丘脑后辐射、左后扣带束区域、舌回及海马存在不同程度的异常，这说明额叶-纹状体-回路脑白质存在纤维联络减少及发育迟缓，这些异常在很大程度上导致了多动症的发病。在一项选取 9 个 ROIs 的研究中，多动症患儿及其未患病兄弟姐妹与健康对照比较， MD 在几个主要的白质通路中增高（丘脑前辐射、胼胝体辐射额线部、上纵束），说明患儿家族中存在遗传性的脑白质改变，为多动症的遗传性提供了影像学依据。此外，对 DTI 研究亦发现在不同患病亚型中异常部位也不同，注意缺陷型异常部位在颞枕区、左侧颞中回，而混合型异常部位在左侧额中回、辅助运动区、左侧楔前叶及左侧海马回，颞枕区主要影响意识的控制情况，额叶及海马区则主要与运动及执行功能相关，脑白质异常亦为多动症的分型机制提供了客观证据。

（2）磁共振功能成像　磁共振功能成像（functional Magnetic Resonance Imaging，fMRI）是以血氧依赖水平成像为原理的功能磁共振快成像方法，它通过检测大脑功能区内部血氧水平的变化，并通过任务设计或静息状态方法间接地研究大脑功能。在任务态 fMRI 常发现多动症的额叶及纹状体区存在活动减退（血流量下降）的脑区，如初级运动皮层与双侧额下回、右侧缘上回、角脑回、杏仁核、豆状核、苍白球之间的功能联系活动减少，从而提示多动症在运动通路中存在损害。此外，左侧下前额叶皮质/岛叶、小脑及左侧顶下小叶皮质活动下降则被认为与多动症较差的时间控制相关。在奖赏机制相关的研究中，多动症患儿只有在更高的奖赏中才能与正常儿童表现一致，且只有在这种情况下多动症患儿左右额中回的脑血流活动量才与正常儿童一致；然而在给予较小的奖赏或者奖赏小于期待值，多动症患儿在眶额部皮质中线部及前岛叶部的神经活动发生改变。

静息态功能磁共振的研究主要集中在默认网络系统（Default Mode Network，DMN），大脑在无任务的清醒、静息状态及自我内省状态下存在有组织的脑区功能活动，这些脑区主要包括前额叶腹内侧、扣带回前部、扣带回后部以及两侧顶下小叶等。有学者研究发现中枢神经兴奋药参与多动症扣带回前部默认网络的活动抑制，从而改善多动症症状，且在未使用中枢神经兴奋药治疗的情况下，扣带前回与前额叶腹内侧之间的功能性联系减低，因而认为 DMN 对多动症的发病有重要作用。

三、神经生化因素

神经生化因素多巴胺神经（Dopamine，DA）递质、去甲肾上腺素（Norepinephrine，NE）递质和 5-羟色胺（5-Hydroxytryptamine，5-HT）递质是多动症相关的生化指标中研究较多的单胺类物质。

（1）多巴胺能神经元　多巴胺能神经元主要集中在黑质-纹状体、中脑-边缘系统和结节-漏斗的三个部位，中枢 DA 的三条通路为：①起源于黑质，终止于纹状体的黑质-纹状体通路；②起源于脚间核上的中线，终止于中脑边缘系统的中脑-边缘系统通路；③起源于弓状体，终止于正中隆起的结节-漏斗系统。

（2）去甲肾上腺素能神经元　去甲肾上腺素能神经元主要分布于脑桥和延髓，分别通过背、腹两束上行纤维广泛投射到全脑，尤其是大脑皮质、海马和小脑皮质等处，NE 能神经元兴奋时对保持全脑兴奋性和警觉状态起主要作用。酪氨酸是 NE 生物合成的前体，酪氨酸羟化酶和多巴胺-β-羟化酶（DβH）是 NE 合成过程中的两种限速酶，对 NE 合成进行反馈性调节。中枢和周围的 NE 通过单胺氧化酶（MAO）和儿茶酚氧位甲基转移酶（COMT）分别代谢为 3-甲氧-4-羟苯乙二醇（MHPG）和香草基扁桃酸（VMA）。

（3）5-羟色胺能神经元　5-羟色胺能神经元主要分布于大脑皮层及神经突触内，集中于桥脑和上脑干（尤其是该部位的缝际核），能够起到调节额叶-纹状体通路的作用。色氨酸在 5-HT 能神经元内，经胞浆内色氨酸羟化酶和 5-羟色氨酸脱羧酶合成 5-HT。完成生理作用后，由 MAO 氧化为 5-羟吲哚乙酸（5-HIAA），经肾脏排出。5-HT 在脑内可参与多种生理功能及病理状态的调节，如睡眠、摄食、体温、精神情感性疾病的调节。

大脑内 DA 可以抑制和调节负责情绪和运动的神经元；NE 广泛参与人体的情绪、注意力、学习、记忆、睡眠、意识、神经内分泌等调节；5-HT 在认知、情感及行为的调节中起重要作用，其功能失调会导致行为冲动。大脑皮层、纹状体、脑桥和延髓等大脑功能部位 DA、NE 和 5-HT 等神经元功能异常，以及 DA、NE 和 5-HT 在大脑内存在不平衡的神经元功能异常，都容易导致多动症发生。

三种神经递质代谢及受体亚型以及功能状态水平（见表 2-1、表 2-2）。

表 2-1　三种神经递质代谢及受体亚型

代谢及受体亚型	DA	NE	5-HT
前体	苯丙氨酸、酪氨酸	苯丙氨酸、酪氨酸	色氨酸
合成限速酶	酪氨酸羟化酶	酪氨酸羟化酶 多巴胺-β-羟化酶	色氨酸羟化酶
贮存	突触间隙	突触间隙	突触间隙
细胞内代谢酶	MAO	MAO	MAO
细胞外代谢酶	COMT	COMT	COMT
突触前受体	D1、D2	α_2	5-HT1A、5-HT1D
突触后受体	D1、D2、D3	α_1、α_2、β_1、β_2	5-HT1A、5-HT1C 5-HT1D、5-HT2、5-HT3
第二信使	c-AMP、Ca^{2+} DAG、IP_3、K^+	c-AMP、Ca^{2+}、IP_3 arachadonic acid、磷酸	c-AMP、Ca^{2+}、IP_3 DAG、K^+

表 2-2　三种神经递质功能状态水平

神经递质	功能高	功能低
DA	运动活动增加,攻击性、外向行为、犒赏性冲动	运动活动减少,不攻击,对他人兴趣低,动机差
NE	良好注意和有选择注意,条件反射出现早,出现焦虑早、过度抑制、内向	注意力不集中,条件反射差,自我控制性差,焦虑少,抑制性差
5-HT	控制冲动良好,攻击性低	冲动控制差,富于攻击性,运动活动增加

四、神经生理因素

脑电图（Electroencephalography，　EEG）和事件相关电位（Event-related Potential，　ERP）是多动症相关的生理指标中研究较多的，也获得了更多认可的技术方案。　EEG 的研究中 θ 波、α 波、β 波的研究较多，　ERP 的研究中 P300、关联性负变（CNV）、失匹配负波（MMN）和 N400 的研究较多。

（一）脑电图

脑电图是一种无创性的生物物理检查法，不仅可以了解其生理功能，还可以反映病理变化。尽管多动症的神经生理学改变缺乏特异性，脑电图虽不能作为独立诊断注意缺陷多动障碍的客观依据，其仍可作为辅助诊断用于该病的诊断。脑电活动特征可以作为脑生理发育及功能状态的敏感指标。脑电波形主要包括 δ 波、θ 波、α 波、SMR 波、β 波、高频 β 波、γ 波等，其频率、波幅、波形和位相等都具有一定的特点，其波形特征也具有不同的精神状态含义，可以分析不同脑区的精神活动状态（见表 2-3）。

表 2-3　**EEG 脑电活动及其伴随的精神特征**

EEG 脑波		频率 Hz	伴随的精神特征
δ(Delta)		0.1～4	属于"无意识层面"的波 睡眠状态，主要指婴幼儿睡眠状态
θ(Theta)		4～8	属于"潜意识层面"的波 困倦时出现，是中枢神经系统抑制状态的表现
α(Alpha)		8～12	临睡前头脑茫然的状态。意识逐渐模糊 清醒、安静、闭目出现，睁眼、思考时消失
β(Beta)	SMR	12～16	精神警觉，身体放松
	Short range	16～20	注意力集中、思考时增多，表示大脑处于兴奋状态
	High range	20～30	紧张、焦虑、高度警觉
γ(Gamma)		＞30	增强意识、幸福感、减轻压力、冥想

（1）θ 波　一般认为在婴儿期脑电图主要以 θ 波和 δ 波等慢波为主，随着年龄增加慢波逐渐减少，由此反映大脑的成熟程度及病理状态。多动症儿童和青少年脑电图的研究显示，额叶区域有广泛 θ 波活动增加，这些与年龄不相称的 θ 波活动增多提示其皮层活动的抑制与发育延缓相关。此外，有研究认为 θ 波与大脑的执行功能和记忆加工也有关。有学者

对人和动物进行对比研究显示，在执行人工诱导的任务中 θ 波功率增加，更值得关注的是 θ 波和 γ 波振动之间的关系对于记忆功能也很重要，尤其是长期记忆和工作记忆，但是 θ 波波幅反映多方面的大脑综合机制，而不是只与记忆加工有关的综合机制。

（2）β 波　β 波活动较多与人体的心理活动和大脑注意功能相关。大多数研究认为在多动症大脑快波活动即 β 波活动减少，相对应的是弥漫性 β 波平均频率也减少，β 波活动的效应量、脑电功率也明显下降。但也有个别学者认为多动症的 β 波功率是增加的，特别在脑电图电极上儿童的 β 波功率要比成人高。不仅如此，还进一步证明较高的 β 波功率主要出现在眼睛闭合状态时脑电图的 Fz（额中线）上，这与 θ 波类似，两者均位于大脑的前额区域。关于 β 波的机制还不是很明确，许多研究仍存在差异，但是大部分研究倾向于认为多动症的问题表现是位于前额区域的 β 波活动减少及功率下降。

（3）α 波　α 波是主要位于枕部区域，当闭眼时大脑处于安静状态下呈现的波形。对脑电功率谱 α 波的研究发现，在多动症 α 波功率降低，并具有可变性；但有些学者提出相反的意见，认为 α 波活动是增多的。有学者研究认为通过持续操作任务测验（CPT）时，当多动症在执行测验任务后会出现 α 波功率增加，而在正常儿童中没有发现这样的变化，这也反映可能与皮层高度觉醒存在缺陷有关，也可能与神经网络活动的动态变化存在缺陷有关。目前对于 α 波活动在多动症儿童研究的价值尚有待于进一步确认。

同时，θ/β 比值对于多动症分型的分析有其独特的价值，研究显示在注意缺陷型与混合型中表现出 θ 波和 θ/β 比例增加，但在混合型中表现更为突出，θ/β 在 Cz（中央中线）比 Fz（额中线）或 Pz（顶中线）均高，θ/β 主要存在于脑中央区域。大部分研究认为多动症儿童表现为 θ/β 的增高，但 θ/β 比例在多动症中还不是特异性的指标，需要结合其他脑区的 θ 波、α 波和 SMR 波等波峰、绝对功率和相对功率等一些不同的神经电生理学指标共同分析来应用。

（二）事件相关电位

事件相关电位（Event-related Potential，ERP），是一种特殊的诱发电位，属于近场电位，因为能够反映认知功能，也被称作"认知电位"，是判断大脑高级功能的客观指标，也是目前神经精神科研究神经功能性疾病的重要手段之一。近年来大量采用 ERP 对多动症的执行功能障碍进行研究。

（1）P300　P300 是多动症研究最多的事件相关电位，具有多重性变化，相对应地有着不同认知机制和不同的大脑皮层分布定位，其是事件刺激后在 300ms 至 400ms 期间出现的正向晚电位成分，反映认知和注意力功能。有学者研究应用反应冲突抑制（Go/NoGo）任务比较多动症在抑制任务（NoGo task）和执行任务（Go task）中的错误率均显著高于正常儿童，而且 P300 的潜伏期均延长。同样，在运用听觉 Oddball 范式任务中，多动症 P300 的潜伏期显著延长，而波幅显著降低，表明多动症大脑加工速度减慢，抑制控制能力减弱。

（2）关联性负变（CNV）　CNV 是一个与期待、警觉、注意相关的综合心理应急反应过程，由两种连续且不同进程的部分组成。CNV1 是位于额中央朝向波较早的成分，而 CNV2 是位于顶中央的期待波较晚的成分。研究通过在外源性视觉空间注意方面对目标靶刺激的反应，多动症的 CNV 潜伏期延长，波幅降低，且 CNV 波幅与任务完成结果呈关联性，表明多动症并不一定存在视觉空间加工能力缺陷，而是在任务准备阶段到反应阶段过程中获取信息的能力存在缺陷。

（3）失匹配负波（MMN）　MMN 是反映大脑对刺激差异的自动加工过程。多动症相比较正常儿童，MMN 波幅降低，然而成人多动症 MMN 的波幅和潜伏期无显著差异，提示自动加工障碍可以随着年龄增长而改善。有学者通过对时间差异自动加工过程的研究，多动症在四个偏差刺激方面，MMN 波幅和潜伏期虽无明显变化，但当声音的呈现时间发生变化时，两组的辨别能力均有所降低，提示多动症儿童对于时间有自动加工能力，执行能力的降低可能与对主观认知和时间信息的缺乏有关。

（4）N400　N400 是研究脑的语言加工原理的常用 ERP 成分，最初通过向被试者呈现一些正常语法的句子，句子中最后一个单词与之前语句出现明显歧义时引起的脑电变化，为语言脑机制研究提供了新的客观指标。N400 可以通过情绪面部表情诱发，有学者研究在情绪面孔（厌恶、可怕、愤怒、欢乐及中性表情）的辨别分析，多动症对可怕面部表情和欢乐表情时，中央区域 N400 的波幅均出现明显降低，提示多动症的理解系统不同阶段的活动存在异常可能。然而，目前关于 N400 对多动症的研究还较少，仍需进一步研究。

小知识1：

成熟滞后理论模型

成熟滞后理论模型：主要指多动症儿童脑发育水平相对滞后，主要以休息或完成认知任务时的脑电频率变化而反映出来的脑功能滞后为依据建立的理论模型。早在 1992 年 Mann 等研究发现，在休息条件下多动症儿童 θ 波波幅增高，在额叶区表现尤为明显；在完成认知任务条件时，额叶和中央区域θ波活动增多明显，而在脑后部和颞叶区域β波活动出现降低。有研究证明多动症儿童脑功能成像显示在额叶、扣带回等脑区的激活程度下降。由于典型幼小儿童的脑电波形与这种脑电频率分布非常类似，有力地支持多动症成熟滞后的理论模型。另外，King等也指出多动症儿童出现脑电活动异常，主要为脑额叶区θ波和脑后部δ波的慢波活动增强，同时脑后部α波和β波的快波活动有所减弱；脑电相对功率θ/α比值和θ/β比值在多动症儿童中有所升高，同样支持了多动症成熟滞后的理论模型。这种脑电活动的变化特点被认为是成熟滞后的表现，同时为多动症神经生理学的深入研究奠定了基础。

小知识2：

低唤醒假说模型

低唤醒假说模型：由Lubar等提出，在以后的研究中也逐步被证实，认为过低的唤醒水平导致精神不振，过高的唤醒水平会出现意志行为紊乱，而完成一般行为则只需中等程度的唤醒水平。多动症儿童出现注意力不集中、注意力难以维持、冲动多动等症状，可以解释为唤醒水平很低，他们试图通过这样的行为方式来提高自身的唤醒水平。多动症儿童的事件相关电位实验（ERP）、定量脑电图（QEEG）等研究发现慢波（θ波为主）增多，前额叶区表现明显，β波活动减弱，θ/β比值明显升高，也表明唤醒水平低下。脑电活动特点也显示高度唤醒水平时主导频率增多，唤醒水平减低时，主导频率逐渐减少，波幅增加。因此，可以应用脑电生理及脑电功能特征来反映大脑的唤醒状态，即低频率、高波幅与低唤醒有关，反之，高频率、低波幅与高唤醒有关，可以通过强化某些特定脑波的频率、波幅及相对功率等方法来改善多动症的唤醒水平，从而改善多动症的症状表现。

五、神经心理因素

多动症存在注意力及多动缺陷，同时会表现出其他问题，这些问题往往和神经心理学方面的功能缺陷有关，目前关于多动症的神经心理学理论主要集中在执行功能的研究上。

（1）执行功能　多动症的症状一般认为与大脑前额叶的功能异常有关，而前额叶又是涉及执行功能的重要区域。执行功能（Executive Function，EF）是指许多认知加工过程的协同操作，即在实现某一特定目标时，人所使用的灵活而优化的认知和神经机制。执行功能对于制定、形成、完善和执行计划，处理和解决问题起到重要作用。

执行功能包括有认知的过程（如工作记忆、计算和预判、思维的灵活性和如何进行组织策略）、语言过程（如言语的流畅性、自我定向及如何进行沟通等言语的使用）、运动过程（如如何分配、反应的抑制、运动协调和有序）、情绪过程（如唤醒水平的调节和成熟的道德推理）。

执行功能在儿童青少年的主要特征为达到未来目标而维持一种解决状态的能力，这种类型的思维过程是儿童青少年自我调节（包括自我觉察、计划、自我监控）和自我评价能力的基础，是指能区分优先次序，整合、调整其他认知功能的大脑环路。执行功能与认知领域的感觉、知觉、语言和记忆不同，注意、推理和问题的解决与执行功能相重叠，但不完全等同，许多复杂的行为需要执行功能参与，如人的各类社会活动。执行功能的完成，依赖前额叶皮质及皮质下区域之间动态的交互作用。与执行功能有关的脑结构有额叶-纹状体-环路以及小脑等，在额叶-纹状体-环路中包括背外侧前额叶皮质、眶额叶、前扣带回和基底神经节等。

多动症儿童常常表现出一项或几项执行功能的缺陷，特别是反应抑制有关的功能。多动症被认为是属于执行功能异常的神经精神疾病，前额叶皮质是人类高度智慧以及复杂心理活动的神经基础，在思维、逻辑推理、行为计划和组织、工作记忆及注意力调节等脑高级功能中均起关键作用。作为大脑结构中最高级的部分，额叶处于额叶-纹状体-环路的中心，额叶损伤的患者在许多执行功能任务中的成绩都会受到明显影响。

（2）Barkley 的神经心理模型　Barkley（1997 年）认为行为抑制是多动症的最根本缺损。多动症的抑制缺陷进而导致了四个主要执行神经心理功能的二级缺陷，如工作记忆、情感/动机控制、语言内化和重构。Barkley 将执行功能定位在前额叶皮质，认为抑制行为与非抑制行为症状共同构成了工作记忆、运动的协调和一致、数字广度、计算功能、计划和展望、完成任务的组织策略等方面的缺陷。以上功能的有效执行均依赖于行为抑制，反过来，这些执行功能允许进行运动抑制，提供有效的自我调节和适应能力，并提出可将多动症三种核心症状（注意缺陷、多动性、冲动性）阐述为行为抑制的不同类型，构成了经典的"三位一体"。

由多动症抑制障碍导致了四个主要的神经心理功能缺陷，如工作记忆、情感/动机控制、语言内化和重构。Barkley 还提出行为抑制有三个相互联系的加工过程，即抑制对一个事件原先的优势反应，终止一个正在进行的反应和干扰控制。但 Tomas 提出不同的见解，认为多动症的执行抑制只是六种执行功能之一，在他的理论模型中，执行功能包括工作的组织、排序及激活，任务的集中、维持及转移注意力，调节警觉水平、维持努力及处理速度，管理挫折情绪以及调节情感、利用工作记忆及获取回忆，行动的监控及自我调节六种执行功能，认为执行功能并不特别地依赖于执行抑制，只有这六种功能相互作用，执行功能才能充分发挥完全。

（3）Sergeant 的认知能量模型　Sergeant（2000 年）认为，认知能量模型由三级水平构成，最低一级包括编码、中央加工和反应（运动）结构；第二级由三个能量库组成，即唤醒、激活和作用力；第三级由管理和执行功能系统组成。Sergeant 认为多动症第一级水平上没有缺陷，在第二级水平上主要缺陷是激活库，多动症的主要缺陷是能量因素，是能量的维持和资源分配上发生缺陷，从而不能抑制行为。同时，研究结果认为多动症的抑制缺陷与前额叶、顶叶和皮质下结构有关。

Swanson 等将多动症刻画为执行注意和警觉缺失的联合。对应的病理区包括中部额叶皮质（扣带回和辅助运动区）、基底神经节（尤其是尾状核）、前额叶皮质前区和右顶叶皮质前区。Berger 又提出了注意的网络来解释多动症，即执行功能网络、警觉网络和定向网络。执行功能网络与目的指向性行为、靶觉察、错误觉察、冲突解决和自动反应抑制的控制有关，其相应脑区包括前带回在内的中部额叶区、辅助运动区和基底神经节的一些部分。警觉网络包括有额叶、右顶叶和蓝斑的脑区网络。定向网络是一个对感觉尤其是视觉信号的内隐定向网络，包括顶叶、梭状回以及眼动系统有关的一些区域。

目前多动症认知缺损研究主要集中在与执行功能有关的功能上。研究认为多动症儿童与正常人相比在注意和抑制上都表现出缺陷，多动症儿童工作记忆的缺损在采用记空间位置、跟读数字等任务上得到了重复性的证实，尤其是数字广度性工作记忆。比较共识的认识是工作记忆可能是多动症儿童的核心缺陷。

六、环境因素

多动症的发病在儿童中多见，儿童青少年正处在生物功能与精神心理的发展阶段，有强烈的易感性，持续或强烈的不良情绪反应会引起体内各系统的功能损害，同时在躯体受到意外伤害或疾病时，也容易出现皮质和皮质下中枢功能失调，常引起心理与行为异常。

（1）孕期环境　大量的研究已经证明，多动症的发病与母亲妊娠有关。孕期母亲吸烟或被动吸烟时，尼古丁入血可通过胎盘传递给胎儿，使胎儿血液中碳氧血红蛋白浓度升高，易造成胎儿缺氧，儿童长大后出现多动症的概率明显增高，同时儿童伴有认知和行为障碍的概率也较高。孕期母亲饮酒导致多动症风险成倍增长，在胚胎发育早期，酒精能影响神经细胞的分化和迁移，从而引起大脑结构发育障碍；在胚胎发育晚期（神经突触形成的关键阶段），酒精通过诱导神经细胞大量凋亡，继而导致大脑结构和功能发育异常。此外，孕期母亲接触放射线、接触药物、生活行为不当等都是造成儿童心理行为障碍的不利因素。

（2）家庭环境　研究发现多动症的病理损害和功能缺陷与家庭环境的不利因素有关，不良的家庭环境可促发多动症，良好的家庭环境能避免多动症或使多动症的症状减轻，其中父母对孩子的关爱程度、教养方式、付出的时间精力等都会影响孩子的健康成长，影响孩子是否会患上生长发育异常的疾病。家庭因素中，尤其是单亲家庭、重组家庭环境下的儿童以及留守儿童出现多动症的概率在近年来不断升高。不良的家庭环境不但对儿童的身体发展不利，而且对其心理健康发展也有影响，临床观察发现，多动症儿童多情绪不稳定、易怒、心态失衡。

（3）学校环境　学校因素是不可忽视的原因之一，学校风气不正、学习观点不明确、没有学习兴趣、学习压力过重、过分强调分数而忽视心理健康、学校气氛活泼不足严肃有余、老师教育方法不当（比如老师经常采取打骂，甚至侮辱孩子的教育方法）等会影响孩子的情绪和行为，也会导致孩子多动、注意力不集中等情况的发生。同时，多动症儿童往往存在学习成绩差、情绪不稳定和同伴关系紧张，师生关系亲密度也比较低，可能发生的冲突比较多，同时常常伴有学习障碍、对立违抗障碍、品行障碍等，以及老师对其不理解、差别对待，这些都会增加儿童心理压力，导致其情绪紧张不稳定、冲动多动等心理行为问题。多动症儿童在遇到问题时，普遍采取消极反应和固定化行为，加之本身心理障碍，易形成恶性循环，加重其病情。

（4）生活环境　我国有一些城市大气污染、地下水污染、土地污染严重，环境中各种污染物含量高，轻则导致儿童成长发育过程中出现一系列问题，重则导致物种基因变异。有较多的多动症儿童生活环境较差，能够检测出来体内的铅等重金属超标、微量元素（铁、锌、镁等）缺乏等问题。有研究认为在同一地区的儿童中，多动症儿童的血铅水平明显高于正常儿童，金属铅不但影响外周神经，还会影响中枢神经系统，对神经系统造成不可逆的损害，会影响儿童的听觉和视觉、注意力等神经功能发育。同时，一些微量元素的缺乏也会影响儿童的生长发育，甚至出现发育障碍。

（5）饮食因素　母乳中含有丰富的三大营养物质、微量元素、免疫活性物质和调节性必需氨基酸，各种营养素齐全，能够充分满足婴幼儿身体和智力发展需要。因此，提倡母乳喂养。儿童时期偏食或营养不良则会引起营养物质在体内分布不均甚至缺乏，可能会导致儿童出现多动症状。如缺钙不仅导致智力发育迟缓，身体生长迟缓，而且会影响大脑的生长发育。缺铁可造成贫血，而严重贫血会导致注意力不集中、智力下降、异食症等。目前，多项实验研究表明，镁、锌是多动症的保护元素，对脑的发育及神经元之间的正常发育以及发挥其功能作用都具有重要作用。

（6）社会因素　随着经济快速发展，人们所承担的压力直线上升，父母施加给孩子的压力也与日俱增，近几年不断有儿童被诊断出患有心理或精神疾病。良好的社会风气对维护儿童健康起了重要的作用，不良的社会风气会对儿童的心理产生巨大影响，家庭、学校和社会环境的影响都非常重要。流行病学调查表明，我国多动症的发病率为 2.6%～7.3%，男孩明显高于女孩，整体还有上升趋势，经济欠发达地区发病率更高。研究表明，学龄期儿童父母陪伴孩子的时间明显不足，教育方法跟不上社会发展的节奏，教养方式也难以满足孩子成长的需要，父母对多动症有关问题还有很多误解，不同文化程度的家长对其治疗态度也有很大的区别，这些都是影响患儿预后的重要因素。

案例2：

中国体操冠军，奥运"五金王"邹凯，他在小时候就得过多动症，任何时候都是动个不停。在懂体育的姑妈劝说下，父母在邹凯4岁时就把他送进了业余体校进行体育训练，也让他多动的行为得到发挥，多余的能量得到宣泄。

在医生的治疗与刻苦的体育锻炼结合下，邹凯的多动症逐渐康复了。这种苦练也让邹凯终于修成了正果，自由体操和单杠成绩出色的邹凯成为中国体操男团的重要成员。在奥运会上助力中国体操男团夺冠后，邹凯还在自己的强项自由体操比赛中摘得一枚宝贵的金牌。他曾笑称自己并不是因为自由体操和单杠强而被体操队看上的，而是体操队的教练特别看中他的"多动"。

我们经常看到，小学时一个显得较为愚笨的同学，长大后好像变了一个人似的，非常有出息，小时候的淘气包变成了一个稳重的人。

一个人的潜能可以随着环境的变化得到利用和开发，所以，面对不听话的孩子，要想得远一些，看得远一些，乐观地面对未来。要善于发现孩子的长处，并与这种长处打交道。相信孩子，也许你在与孩子的注意力散漫做斗争方面进展不大，但你可以开发孩子的潜能，培养孩子的乐观与吃苦精神，与孩子一道分享快乐时光。

第三章
困扰家长的多动行为表现

　　多动症也称注意缺陷多动障碍，是儿童期最为常见的心理及行为障碍之一，其症状具有较高的个体化特点。主要临床表现（核心症状）是注意力分散、活动过多和冲动冲突，但在不同的患儿中症状表现和轻重程度也存在着不同，而且核心症状一般随着年龄的增长而变化，活动过多和冲动随着年龄增长可逐渐减轻，甚至不明显，而注意力问题的改变不容乐观，仍有一半左右的多动症儿童会持续至成人期，甚至伴随终身。

一、注意力缺陷

　　注意力缺陷是儿童多动症最重要的核心症状，具体表现为注意力不集中和注意持续时间短暂，其本质为患儿的主动注意减弱，而被动注意相对增强。因此患儿很难持续注意较长时间从事某一项活动或任务，常常从一种活动转向另一种活动。即使是自己非常感兴趣的事情也不能像正常儿童那样持续较长时间。

（一）注意力缺陷的表现

　　注意力缺陷的儿童会很快失去对手头事物的关注。他们很容易兴趣索然，注意力涣散，做事半途而废。他们要花很长时间才能完成作业，有时压根就完不成。老师都觉得这不可思议，当有人监督时，他们表现良好；而独处时，他们则一事无成，难以被人们理解。

　　多动症患儿注意力缺陷的程度随时间和场合变化，有时候这些孩子表现良好，可是第二天可能像是"外星球"的来客，一言一行变得荒诞怪异，表现很不稳定。这一症状还会随场合的不同而改变；某些注意力非常不集中的孩子，玩电子游戏时的专注程度却令其他同龄孩子望尘莫及。

　　多变性使注意力缺陷这一症状经常被缺乏经验的评估者忽略。有些多动症儿童在新奇、有趣的环境中注意力十分集中。有些多动症儿童在与心理学工作者进行一对一交流时表现良好，但在课堂上却跟不上老师讲课的节奏。

多动症患儿缺乏对言语信息的注意及记忆内容的保持，这是一个突出问题。家长让孩子去拿两样东西，一分钟后孩子回来问：“另一样是什么？”

有的注意力缺陷儿童很容易分心。这类儿童在与其交谈时常常表现出心不在焉，好像没有认真在听别人讲话，往往给人留下没有礼貌的印象。上课时也心不在焉，人虽然在课堂上，但心已经飞到十万八千里之外了。他们不会捣乱，但也没有认真听讲，是“安静的一事无成者”。

有多动症后遗症的成年人通常很难集中注意力。有人会立即行动或写笔记来对抗自己糟糕的短期记忆力。许多注意力缺陷的成年人和儿童感到很难进行心算或记住一串数字。

注意力缺陷的孩子与人交流很困难，可以通过服用精神兴奋性药物、行为干预、生物反馈等进行治疗。某位患者说：“在学校里，如果不吃药，我会听到许多人说话。服用药物后，我只听到老师的声音。”

家长的认识与理解：

多动症的注意力缺陷表现可以出现在各种场合且难以控制，深深困扰着家长和孩子。所有的这些都指向了同一个问题，即注意力无法集中。

“总是不能集中注意力，老是会走神。”

“似乎总是丢三落四的。”

“跟他讲话，他从一个耳朵进，另一个耳朵出，好像根本就没有听我在讲什么。”

“学习乘法口诀和单词拼写时，头天晚上还能记住，但第二天早上就忘得一干二净了。”

“并不是没法集中注意力——在玩游戏和看电视时他能一连坚持好几个小时。”

“没法独立完成作业，我必须得盯着他做。”

“早上总是拖拖拉拉，进屋半小时以后只穿上了一只袜子，呆呆地望着窗外。”

“有些时候非常不可理喻。”

“对去年发生的事情记忆犹新，两分钟之前我说的话却忘得干干净净。”

（二）注意力缺陷的特点

（1）注意范围狭窄、不善于分配注意　正常儿童能在同一时间内清楚地掌握注意的对象和数量，做作业时大脑考虑问题、眼睛要看书中内容、手要写出答案、字要写在规定大小的地方。在注意分配上，多动症儿童往往花费更少的时间来集中注意力在被要求做的事情上。在一项心理学研究中，孩子们被要求在活动室等待，期间可以玩玩具，观察中发现，多动症儿童所玩玩具的数量是其他孩子的3倍以上，但是花费在每个玩具上的时间不到其他孩子的一半。接下来要求他们坐下来观看一部关于虚构动物的短片，多动症儿童花费了将近2倍的时间左右观望（开小差），在回答问题时，答题正确率明显低于其他孩子。可见，多动症儿童花费了更少的注意力在他们正在做的事情上。

　　注意力缺陷问题给孩子内心带来很多的痛苦和困扰，与此同时，他们带给家长的痛苦和困扰一点也不少。家长往往会承受更多的压力，他们想尽办法希望孩子健康起来，让孩子的世界充满阳光。于是他们身上所承担的压力越来越重。

案例1：✎

　　一天，妈妈陪着小梅做数学练习册。这个练习册的版面设计有点问题，留给学生写字的空白空间很有限，尤其是小梅写的字又有点儿大。妈妈发现了这一问题，告诉小梅尽量把字写小一点。小梅也努力把字写到最小，可是有的题目还是没写完就没地方写了，尤其是有些题目刚列式子就没地方写了。小梅不停地问妈妈，"写在哪里啊""妈妈怎么办啊""老师会不会批评我啊"，说着说着就哭了。她很急躁，心烦得一边流泪一边晃脑袋还抖腿。从六点半做到八点半，两页数学题终于做完了。这两小时里，女儿没有离开座位，妈妈也没有离开过，两个人都疲惫不堪。

　　爸爸知道了这个情况以后，立刻发火了。其实，小梅做作业一直都比较慢，不像其他孩子会一鼓作气完成作业。好像小梅一直都在玩，总是一边做一边盯着自己的手看，并不时抠手，或是看着墙上的蚊子发呆，更多的时候是东挠西挠，似乎她全身发痒。妈妈和爸爸只能不断地提醒，提醒一下能好几分钟，过后就又不能静静地坐着了。如果没有家长陪在身边，她可能一两小时里只写一二十个字。每当这个时候，大人已经忍不住不生气了，控制情绪就成了一件很难的事情，有时就会说出很难听的话来，说完了很多家长又后悔。

　　我们能够看出来，不但孩子内心痛苦、敏感紧张，大人也跟着苦不堪言。他们看似毫无办法，又在努力着尝试改变。

　　（2）注意强度弱、维持时间短、稳定性差　完成某项任务除需主动注意外，尚需有相应的注意强度和时间。对于正常儿童来说，一般2~3岁幼儿可以持续注意约 10 分钟，5~6 岁儿童约 15 分钟，7~10 岁儿童约 20 分钟，10~12 岁儿童约 30 分钟，12 岁以上青少年可超过 30 分钟。在面对自己感兴趣的活动时，注意力集中的时间可以持续地更长。但是对于多动症儿童，持续注意的时间和强度都会大打折扣。

多动症的注意稳定性差，常被干扰是困扰家长的一个令人头痛的问题，在房间内或课堂上学习时只要外界有一点声响或是有人走过就会马上抬头四处张望，做事拖拖拉拉，一会儿说饿了要去吃东西，一会儿说渴了要去喝水，一会儿说要去上厕所。

多动症儿童注意强度弱、维持时间短、稳定性差，容易被那些与当前毫无关联的事情打断，并且一旦打断后就很难再把注意力集中到当前事情上来。在一项心理学研究中，让一组多动症儿童和正常儿童待在一个房间里进行阅读，阅读时房间里的电话铃声会突然响起，观察孩子们的反应。当电话铃声伴随着闪光灯响起时，多动症儿童更容易从当前的阅读任务中转移目光，且被外界事物分心的时间较长，需要更长的时间才能重新回到阅读中。

案例2：

* 小轩，男孩，10 岁，小学四年级。小轩从一年级到三年级一直是令老师最头疼的孩子，到现在情况也没有好转。

小轩上课时不遵守纪律，爱动手打同学，东张西望，总是心不在焉。经常忘记带作业、文具或红领巾等，有时不等老师讲完就大声插话。

在家里，小轩任性、冲动，遇到想做的事情，父母不能满足时，便火气冲天，大喊大叫。此外，他精力特别充沛。当要求他做作业时，就立马变了一个人，像被霜打过的茄子一样没了精神，作业不认真完成、不主动去完成，边做作业边玩，注意力难以集中。

通过和家长交流及平时的细心观察，得知他的脑子并不笨，学习认真起来比一般同学接受还快，但因为好动分心，考试经常亮红灯。

（3）被动注意占优势、主动注意不足　多动症儿童注意力不集中，思想常开小差，对提问茫然不知或答非所问，容易受外界无关刺激而分心。对手头的事情更容易感到无聊，容易被无关事情吸引注意，造成好几个小时也无法完成其他孩子只需几十分钟就能做完的任务。同时，多动症儿童似乎更容易沉浸到奖励最多、最有趣或最有吸引力的游戏、书目和电视等刺激信息中。对于孩子来说，多数时候在做作业过程中确实枯燥无味，只要多动症儿童手边有任何其他的东西，他们的注意力就会被分散到其他的事情上，导致难以快速完成作业或是无法完成作业。

案例3：

　*小红，女孩，10 岁，是一个活泼的四年级小学生，总是笑呵呵的，看起来很乐观。但是同学的家长并不这样认为，他们觉得小红不思上进，什么都不在乎，有时爱发脾气，还会打人，都不愿意让自己的孩子和小红在一起玩。

　　小红在学校里的日子过得也并不顺畅，成绩不是很好，读书很吃力，老师总是说她上课走神，注意力不集中，经常表现得心不在焉的样子，容易分心，上课坐立不安，总有小动作，爱小声说话打扰别的同学，扰乱课堂秩序。阅读的时候速度特别慢，阅读跳字漏行、加字串字。跟同学的关系也不好。

　　有一天，老师特地把妈妈叫到学校，把小红的各种情况告诉了妈妈，并让妈妈带小红去医院检查。

　　通过医生的问诊、检查，除了老师反映的情况以外，又发现了一些新的问题：小红的动作协调性较差，不爱做运动，精细动作差，时间观念差，做事没有条理，情绪控制能力弱，经常丢三落四。最后，医生确诊为儿童多动症，主要是注意缺陷。

　　我们能看得出来，看起来嘻嘻哈哈的小红其实内心并不快乐，她在尽自己最大的努力来掩饰自己的烦恼，甚至有时会从她嘴里听到"活着没意思"这样的话。一个 10 岁的小孩竟然活得这么累，这么无助。这时她很需要我们的帮助，帮助她摆脱病症的困扰。

二、多动

多动即活动过多，为多动症的核心症状之一。多动症儿童不但平时就表现出活动过多，而且在需要相对安静的环境中，活动量和活动内容明显增多，尤其是在需要自我约束和遵守秩序的场合显得更为突出。

（一）多动的表现

过去人们认为，多动症的主要特点是活动过多。活动过多单独来讲是一个小问题，只有当活动过多与冲动并存时，问题才会变得严重。

有的多动症患儿在呱呱坠地之前就非常活跃。许多患儿在婴儿时期就让人十分烦恼且要求很多。有些多动症患儿在婴儿期表现良好，然而从他们学走路开始，就不断给别人制造麻烦。

大多数多动症患儿在上学前静不下心来，很难在父母讲故事时安静下来。上学后，活动过多的表现形式更加多样。总体来说，他们的身体活动量会增加，随着时间的推移变得更多。

在学校里，多动症患儿看起来乖乖坐着，其实他们的屁股和手一刻也不闲着。他们闲不下来，烦躁不安，很难待在座位上。那些看起来乖乖坐着的孩子其实在晃动自己的双腿、敲打指关节或把玩任何自己能抓到的东西。这种停不下来的扭动可以被称为"屁股扭动症"。

多动症患儿在操场上就像从笼子中放出来的野兽一样活跃。他们重返教室后很难安静下来。在家里，他们四下走动，到处乱摸。除了肢体多动现象，还可以表现出明显的话多。在任何场合说话多，在别人讲话时插嘴，在老师的问题还未说完进便迫不及待地抢答。

需要注意的是，在多动症中大约有 1/4 的患儿并没有明显的多动症状，看似比较安静，主要以女孩居多。这些孩子并不多动，看上去很安静，也没有过多的小动作，应注意识别，以免耽误了孩子的心智发育。过度活跃的情况通常在上学后有所缓解，到青少年时可能大为减少。只有少数人在成年之后依然过度活跃。

家长的认识与理解：

"在出生之前就已经非常活跃了。"

"婴儿时特别难缠，我几乎全部时间都是围着他转。"

"这个宝宝不停地动来动去。"

"动作不停，嘴巴也吵个不停。"

"吃饭也不消停，边吃边玩。"

"不合时宜地爱搞恶作剧，吓唬别人。"

"大人说话老插嘴。"

"在别人家里，他总是到处乱摸。"

"根本不敢把他带到瓷器店里去。"

"讨厌被人约束，喜欢到外面玩。"

"已经十几岁了，但一到下雨天，还会像关在笼子里的野兽一样踱来踱去。"

（二）多动的特点

（1）与年龄发育不相称的活动过多　多动症患儿的多动表现在婴幼儿期和学龄前期即会出现。有很多患儿母亲回忆在怀孕期间胎动就特别厉害。在新生儿期就显得非常活跃，手脚乱动，连吃奶也不安宁，睡眠少，醒来马上就要哭闹。婴儿期表现为好哭、易激惹、易兴奋、手足不停地舞动、难以养成有规律的饮食和排便习惯，会走路后活动更多，难以有安静的时刻。在幼儿期常常不顾危险，乱冲乱撞，在高楼等场所也会不顾父母的担忧乱跑或是攀爬扶梯。而在学龄期时，由于学校老师从严管理，活动受到限制，大动作减少，但小动作明显增多。在操场上也是盲目地乱跑乱跳，缺少一时的安静。进入青少年期活动过多仍是主要问题，但随着年龄的增长，多动症状有逐渐减轻或缓解的趋势。

案例4：

　＊小东，6岁，男孩，幼儿园大班。在妈妈怀孕时，小东在妈妈的肚子里就比较活跃，胎动明显。

　小时候几乎没怎么爬过，就算是爬也是趴在床上或地上匍匐着乱晃。爬的时候不愿意抬头，也好像抬不动头。玩的时候却很活跃，放在跟前的东西什么都抓，抓了就扔，很是调皮。抱着的时候也是这样，抓脸、抓头发、抓眼镜，抓个不停。不喜欢待在一个地方太久，特别在家里更是待不住、憋得慌，总喜欢到外面看看，不管天多冷，爷爷奶奶都要带他出来溜达才行，不然就哭闹不止。

　一岁四个月左右才学会走路，能晃晃悠悠地到处走，不管什么地方都敢去，呵斥了也不听。而且，比较特别的是会走了以后两个星期左右，小东就学会了双脚离地跳。自从会走以后，小东就再不喜欢大人抱他（除非累了），晚上睡觉大人抱着他也会感觉烦躁，必须挣脱才罢休。

　上幼儿园时，挺高大的男孩子，每天都哭着不想去幼儿园，但每天去接他回家时又不愿意回家。老师反映他有时会乱拿、乱扔东西，玩玩具时会把别人的玩具搞乱，喜欢跑来跑去，喜欢和小朋友打闹玩耍。现在6岁了，长大了一些，不但没见好转反而越来越严重，不但调皮捣蛋还心不在焉，丢三落四的，经常影响其他小朋友。有的家长已经反映给幼儿园老师，希望自己的孩子能离小东远一点。

　　（2）多动症状无明确的目的性　动作杂乱无章并不停地变换花样，因而其行为动作多，有始无终，缺乏完整性而显得混乱多变。在课堂上小动作不停，一会儿玩玩具、一会儿用笔在课本上或书桌上乱写乱画；或做鬼脸、逗周围同学发笑，招惹是非；又或是敲桌子、吹口哨、离开座位在教室里乱跑。自己也不知道为什么这么做，也不知道这么做有什么好处，也不管有什么坏影响，全然不顾课堂纪律和对周围人造成的干扰。在家里也很难安静片刻，坐不住，一会儿做这个一会儿玩那个，还经常捣乱破坏，吃饭都是边吃边玩。生活中做事情都是虎头蛇尾，不顾及别人的感受，很难获得较好的结果。

案例5：

* 小昂，5岁，男孩，幼儿园中班。小昂从小班到中班一直不太受孩子欢迎，几乎没有朋友。最明显的是他没有规则意识，不遵守纪律。没有上下课的概念，上课时在地上打滚，乱走动，打扰其他孩子，极其好动；容易受身边的事物所影响，注意力不集中，最多两三分钟就会转移；自控能力差，并常伴有某种习惯性小动作，如咬指甲、抠手指、抠鼻子等。

这些行为在上了中班后不但没有改进，反而表现得更为明显。上分享阅读课时，小朋友都积极举手回答，而他则从不举手，并且老是站起来，咬着手指，一会儿望望黑板，一会儿望望其他小朋友，或是望着地板，神情游离不定，也不说一句话。动作很不雅，喜欢把一只腿搭在旁边小朋友的椅子上，一会儿又去与旁边的小朋友嬉戏，或是离开座位打扰其他小朋友。

做操时手脚都在不停地动，但没有按照课间操的要求做，完全是他自己在自由地手舞足蹈，想怎么做就怎么做，而且他总是好像走不稳站不稳，摇摇晃晃的。容易被其他东西吸引，天上飞来几架飞机，他就一直望着飞机，不再做操，老师提醒他也完全没有反应。

吃饭比较快，但是喜欢做些小动作，例如用勺子去碰边上孩子的脸或头发，到处望来望去，饭粒经常掉到桌子上、衣服上、地上，想喝水了就叫着要喝水，没有得到水就自己跑去倒水。

和其他小朋友一起玩游戏，常常注意力不集中，摇头晃脑地总是打扰其他小朋友。在玩玩具时，总是喜欢一个人玩，还把玩具摆到窗台上去，而其他小朋友都是安静地坐着玩。每次收玩具时他也不会主动交回来，不想玩了就随便乱放。

睡午觉时他总是睡不着，老是在床上翻来覆去，乱踢乱动，老师怎么说都没用。要起床的时候他总是起不来，躺在床上谁都叫不动。午睡起来后小朋友都去吃点心了他还在床上，大多数时候他都是最后一个吃点心，而且总是懒洋洋的。

有天下午，老师突然找不到他了，非常着急，到处去找，找了很久，最后在活动场存放玩具的小房子里找到了，原来他一个人在那里玩玩具。老师非常着急，他却好似无所谓，根本没有意识到问题的严重性。

三、冲动

冲动也是多动症的核心症状之一，是在信息不充分的情况下引发的快速、不准确的行为反应。冲动是由于多动症儿童自控能力差、任性、意志薄弱、耐受力差，遇到困难急躁、情绪不稳所致。

（一）冲动的表现

多动症患儿通常凭直觉行事，不考虑行为后果。他们有较为明确的是非观念，但往往在行动后才意识到后果，为时已晚。

不能控制冲动行为常常使多动症患儿陷入麻烦中。家长无法理解，为什么这些聪明的孩子会做出如此愚蠢的事情。这些孩子为自己做的事情感到后悔，但下一次还会重蹈覆辙。

多动症患儿容易发生意外。如他们会爬到房顶上，从窗户往外跳，横穿马路，骑自行车时横冲直撞。

冲动的孩子喜欢打断别人的谈话，用压过别人的声音说话。他们容易有挫折感，极度不耐烦，情绪容易激动，还容易生气。

在学校里，当老师没说完问题时，他们就已经脱口而出抢着回答，而回答的内容大多是没有听清楚、没有经过思考的错误答案。在没有听清老师的指示前，他们就已经开始行动。他们匆忙写作业，因粗心犯下的错误不胜枚举。

在操场上活动时，这些孩子容易盲从，行为怪异。有的孩子在操场上表现十分恶劣，以至于经常被罚。这些孩子不具有攻击性，但很容易行为失控，做事不顾忌后果。稍大一点的孩子还可能因为行为失控遭到处罚。

多动症患儿行为冲动，不容易管教。他们很少吸取教训，让家长、老师还有他们自己都十分苦恼。这些孩子遇到的麻烦太多了，也许我们应该教他们或引导他们做一些认知行为改变来逐渐地摆脱困境。

家长的认识与理解：

"玩得高兴时又喊又叫，又跑又跳，手舞足蹈。"

"有时莫名兴奋，得意忘形，又从不吸取教训。"

"你永远都无法放心地将目光从他的身上移开。"

"都8岁了，仍像个婴儿一样打断我们的谈话。"

"当我们探亲访友时，总会打坏东西，伤害别人。"

"喜欢骑自行车，但没有方向感。"

"容易被人教唆，常因此受到责备。"

"在学校，其他孩子都找他的麻烦，经常激怒他。"

"有他在身边，你永远都无法预料接下来会发生什么。"

"脾气十分暴躁，好像炸药一样不知何时会爆炸。"

（二）冲动的特点

（1）冲动的盲目性、破坏性和不顾后果　在日常活动中，多动症患儿的活动过多往往都带有明显的冲动特点，他们的多动行为常不分场合，带有破坏性、危险性。这类患儿行为冒失、鲁莽，心血来潮想干什么就干什么，从不考虑后果。喜欢爬高，翻越栏杆，在行驶的车辆间突然横穿马路，不会游泳却任意下水。在家翻坛倒罐，对玩具、文具任意拆散丢失，毫不爱惜。对老师、家长的批评置若罔闻、屡教屡犯。在集体活动或游戏中，没有耐性，乱闯乱撞，插队抢先，不遵守规则。在做作业时，没有看清题目就开始答题，经常出错；偶尔发现错误，就撕纸。有时还无缘由地杵断笔尖，或用小刀在桌面上乱刻，显示出明显的破坏性。

案例6：

＊小丁，8岁，男孩，小学二年级。小丁是被大家公认的调皮男孩。在幼儿园时就常与小朋友发生冲突，若是看到别的小朋友有个好玩的玩具，他会马上不由分说地去抢，小朋友常常会被他弄哭。见到小丁妈妈，小朋友常会告状"他今天又抢我东西了"或"他又欺负小朋友了"。

上小学后，老师发现孩子注意力不集中，上课的时候东张西望，插嘴抢话，故意发出夸张的语调惹同学发笑，有时甚至突然跑出教室。在学校中没有一个同学愿意跟他做朋友。

在家里做作业，妈妈需要大声呵斥才能坐下来做一会儿作业，但持续不到5分钟，就开始做小动作，或者借口上厕所，每天在家受到妈妈批评指责。孩子其实并不快乐，有一天他对妈妈说："我还不如死了算了。"对于妈妈来说，一个8岁的孩子说出这些话来，让她很吃惊，并且发现孩子在家里确实表现不出快乐的状态，于是带他到医院看心理医生。

刚开始跟医生讲话的时候，小丁讲话大声，不愿坐下交谈，在诊室中上蹿下跳，翻箱倒柜，弄出巨大声响，对于医生问话不理不睬。妈妈说："只有大声跟他说话他才能听一点。"不过，通过医生耐心、柔和地交谈后，孩子逐渐能够安静，并且回馈说："没有人愿意跟我做朋友，在学校里大家都不理我，妈妈每天都要大声说我，没有人喜欢我，要是死了就不会这样了！"

（2）冲动的情绪性和难以自控　冲动行为与多动症患儿的情绪变化相关，遇事不耐烦，喜急躁，要什么就必须马上满足，否则就大吵大闹。他们容易有挫折感，极度不耐烦，情绪容易激动，还容易生气。常在与伙伴玩耍中，因一点小事不满足就与伙伴发生冲突、打斗或纠纷，造成不良后果。虽然这些冲突往往不带有主动的攻击性，但遇事时情绪很容易失控，做事不顾后果，很少有小伙伴愿意与其玩耍。这类患儿往往都是班级里不守纪律、淘气的"坏孩子"的代表。

案例7：

＊小艾，8岁，男孩，小学二年级。小艾自上学以来，与同学相处时经常发生冲突，表现出攻击性强、冲动、任性等问题。

同学们集体游戏时他不能耐心等待，常常因未达到满意结果就大发脾气，甚至动手打人，不能遵守课堂秩序和学校的规章制度。

上课时，小艾很难安安静静地坐着，常常玩弄手指和文具；或是老师在讲台上讲，他在座位上喋喋不休也讲个不停，或是发出怪声；在课堂上还经常随意离座走动。在学习和玩耍时很难长久地集中注意力，总是虎头蛇尾。老师批评教育他时，一句话都不说，默默地流眼泪，但眼睛里都是充满仇视的神情，批评过后，还是老样子。在家里妈妈要是批评他，就会满地打滚、撒泼耍赖，骂也骂过了，打也打过了，还是没有什么起色。

写作业时，经常是写一会儿玩一会儿，字迹歪七扭八，经常抄错题。自己的学习用品也经常丢失，小艾的学习成绩落后，体育成绩也很差。

班主任说很难在他身上发现什么优点，所有任课教师大都认为，对他运用了多种教育方法，但是，小艾反复无常，软硬不吃。每次他犯错误之后，总是受到老师的批评，或者向被打的同学道歉，或者当着全班同学的面做自我批评。然而，每次批评过后，他仍然故伎重演。

四、学习困难

多动症儿童的注意力缺陷、多动冲动等往往会导致学习问题，这也是家长最苦恼的问题。望子成龙、望女成凤是全天下父母普遍的心愿，都希望子女能够出类拔萃，有所成就，在学习上也能够取得优异的成绩。

多动症儿童智力水平大都在正常或接近正常，然而由于注意力缺陷、多动和冲动的核心症状的存在，给学习带来一定的困难。多动症患儿往往表现为学习困难，突出问题是学习成绩波动大。

学习成绩下降的程度与病情严重程度、智力水平高低、学习兴趣大小、家庭环境好坏、家庭对学习管理程度等众多因素都有关系。

一个注意力不集中，上课不能注意听讲，小动作不断，冲动任性，粗心大意，经常不假思索，想怎么做就怎么做，丢三落四的多动症患儿，很难不影响学习。

学习困难常常逐渐发生，在一二年级时学习基本上没有困难，三年级以后学习成绩开始下降，且成绩下降几乎涉及所有科目。

学习成绩起伏不定，当家长、教师加强辅导、督促学习时，成绩就能提高，否则就会下降。

越是简单的题目越容易出错，患儿注意力不集中，不能把注意力集中在老师的讲课中，好动贪玩，不能把握老师讲课的关键时刻，错过最佳听课期，对老师讲授的知识一知半解。

部分儿童存在认知功能缺陷，综合分析能力下降，在临摹图画时，往往分不清主体及背景的关系，不能分析图形的组合，也不能将图形中各部分整合成一体。

使用药物可以提高学习成绩，如中枢神经兴奋药对治疗多动症的效果较好，服药后注意力能够集中，听课效果改善，学习成绩可逐步改善。

家长的认识与理解：

"做作业拖拖拉拉，真是耽误时间。"

"明明都会了，一考试就马虎出错，真是个马大哈。"

"这孩子是不是智商有问题啊。"

"没有好好读题，就开始写答案了。"

"学校留得作业，经常忘记记下来，也忘记做了。"

"考试也有偶尔成绩好的时候，但好的时候不多。"

"读书写字容易溜号，也容易漏字或漏题，自己还不愿意检查。"

"学习、写字、做作业就像是一种折磨，坐立不安的。"

"家长天天陪着写作业，自己的事情都耽误了。"

案例8：

* 小婷，女孩，9岁，小学三年级。小婷上课不能集中注意力，随意讲话，写字慢，做不完课堂作业，做小动作，打扰别的同学上课。

学习问题成了最令妈妈头痛的事，之前一二年级还看不出来，现在三年级成绩下降很厉害，每天作业越来越多，感觉孩子已经跟不上了。

妈妈陪孩子时间越来越多，成绩却越来越差，基本上每隔两天就要重做一次前一天的作业，每次默写单词和生字都错好多，几乎每天都被罚抄。

期中考试之前，妈妈请假一天，想帮小婷复习，让妈妈觉得又累又无助。英语背不下来，语文默写不出的生字太多了，连汉语拼音都不太明白，数学还好点但也出错。不过小婷自己倒是一点不着急，总是慢吞吞的，妈妈如果离开一会儿，不是看漫画书，就是玩任何手边的东西。

考试结果出来后，语文50多分，作文写的言语不通，数学和英语勉强及格。妈妈打算给小婷请家教，就找她的现任老师，让她每周到每个老师那儿补习几次。没想到的是，三科老师都不愿意，还建议妈妈带孩子去检查一下。

五、品行问题

多动症儿童由于行为控制能力差，对环境中的抑制性信息反应缺乏，难以接受约束和控制，容易违反社会常规，常会出现违抗性、攻击性和反社会性行为。这些异常行为严重违反了相应年龄的社会规范，与正常儿童的调皮和青少年的叛逆相比更为严重。

常常看到自己喜欢的东西就想占为己有，在学校中趁同学不注意偷拿别人的东西。常常因为惹是生非、不服从老师管教、欺负弱小同学，被老师批评斥责或惩罚。在家不听家长的指令，故意与家长对着干。

由于自己的注意力不集中，学习成绩不良，为了免受家长批评，常常会先用开玩笑、扮小丑、做鬼脸、哄骗、说谎等方式来控制局面。

由于多动、冲动、学习问题等表现不能被家长、老师所接受，而反复出现不合理管教、批评、歧视和打骂，势必造成儿童厌学、逃学、说谎、外出不归，甚至虐待小动物、攻击他人、故意破坏、勒索抢劫等情况。

有些患儿为了对抗自卑情绪，补偿自尊心受到的伤害，他们会依仗自己在诸如组织力、体力等方面较强的优势在学校或班级中组织小团体，操纵或强制其他同学参与，在课堂内外起哄、欺负批评鄙视他们的同学，对老师和同学恶作剧，甚至结伙斗殴，以这种攻击性行为来显示自己的能力，否认自己的不足，补偿自身的缺陷。

家长的认识与理解：

"也不知道他是怎么想的，做得事太难理解了。"

"真没想到他会偷人家的东西。"

"竟然逃学去游乐厅玩游戏去了。"

"老师批评他，拍了他两下，竟然还手打老师。"

"今天又把同学给挠了，差点伤到了眼睛。"

"竟然撒谎说今天不上学，自己在家里疯玩了一天。"

"老是顶嘴，不服管教，还打妈妈。"

"一不顺心就躺地打滚，又哭又嚎，人都被他丢尽了。"

"骂不得，打不得，哭得震天响，还要跳窗户。"

"一点同情心都没有，看到小猫小狗就踢，还拿石块打它们。"

"这个孩子让我头痛死了，我有时候真后悔生了他。"

案例9：

* 小磊，男孩，9岁，小学二年级。小磊是一个多动症儿童，并且伴有一定程度的品行障碍。

一天下午，班主任给小磊爸爸打电话，让他赶紧去一下学校。小磊自从幼儿园到小学三年级，爸爸就隔三岔五被老师叫到学校去，似乎没有消停过。

小磊又跟小双动手了，小双的右眼角有一道深深的血痕，差点伤到眼睛。小双爸爸也来了，看到儿子的伤痕，他非常激动，要求小磊爸爸、要求学校必须给一个合理的说法。

老师说，小磊虽然成绩也很好，但是自控能力较差，有多动症，平时靠药物来约束行为，一般的教育方法无法管束。

小磊几乎打遍了班上所有的同学，除了他从小一起玩的那两个同学，几乎没有人愿意跟他在一起。他跟你说话，上一秒钟还好好的，说不定下一秒钟就动手了。同学们都怕他，老师也拿他没办法。

对于多动症伴品行问题的儿童，不能仅靠体罚来管束，还要靠科学的治疗手段，药物、行为、生物反馈等治疗都具有一定效果。

六、社会交往问题

虽然多动症儿童天性敏感并很关心他人，但大多数不善于社交。他们希望得到同伴的喜爱，但不知道如何去做。他们会错误理解约定俗成的社交信号，说一些不合时宜的话或做不合适的事情。在群体活动中，他们横冲直撞，让朋友们避之唯恐不及，觉得他像个"怪人"。

行为缺乏目的性，乱跑乱撞，小动作多，经常弄出响声，还挑逗他人、恶作剧，影响课堂秩序，导致同学反感，不愿与其交往。

与人交往笨拙，社会意识迟钝，不能采用适应、讨论或妥协的方式解决问题。但他们对自己行为的评价比其他人高，有时对别人的负面反应感到困惑不解。

在操场上，他们希望融入团体活动，但事与愿违。他们打断别人的活动，干扰、嘲弄他人，让人很厌烦。他们越是试图变得友好，就越会被孤立。

多动症患儿在小团体中或与一名好友相处时表现最好。但是，他们也会遇到麻烦，喜欢对周围人发号施令，总想占上风，很少有给予、合作、分享和担当行为，一同玩耍的朋友很快就怒气冲冲地走开了。

多动症患儿的社交障碍在小学时期达到顶峰。进入青春期后，任何残留的不安全感都会使这个年龄段孩子的社交障碍更严重。这些年轻人带着多动症的残余问题步入成年后，通常会因社交障碍产生很多困惑。

家长的认识与理解：

"学校里所有人都认识他，但没人喜欢他。"

"他根本不知道如何与人相处。"

"其他孩子仿佛都不喜欢他。"

"学校里的同学都疏远他，这让他非常伤心，虽然这都是他自己造成的。"

"他说他没有朋友。"

"在进行药物治疗之前，他从未被人邀请过参加生日聚会。"

"有时候他相当偏执，其他人无意中做的事在他眼中也会被看成蓄意挑衅。"

"又想和别人亲近，又喜欢搞恶作剧。"

案例10：

* 小浩，男孩，8岁，小学二年级。从幼儿园起小浩就比其他孩子多动，不守规则，乱跑乱跳，不停地晃动课桌，打扰其他小朋友，是一个让老师头痛、家长无奈的问题孩子。

上了小学以后，学校的管理越来越严格，不像幼儿园那么宽松，小浩就不愿意去上学，慢慢变得沉默寡言，乱发脾气。由于小浩的多动问题，上课经常走神，注意力不集中还打扰别人。和同学做游戏时，理解不了规则，不听同学劝告，还要强出风头，总是把事情搞砸了，大家都不愿意和他玩。

小浩和同学相处时总是惹麻烦，同学跟他讲道理，但他根本就不听别人说的秩序、规则、常识以及对错。遇到这种情况就会大声喊叫，如果有人再要跟他辩论几句，他就直接过来把人推倒在地，或者和同学打架。

慢慢地，小浩也就没有什么朋友了，大家都不愿意和他同桌坐。因为小浩的种种表现，老师也没办法，只好把小浩放在最后一排，一个人一个座位，以免打扰其他同学。

社会交往是人生活在集体社会中，人与人联结的基础，人需要社交友谊赋予的精神力量和社会价值，同学们的孤立对小浩的影响可能是一辈子的。

七、感觉统合失调

感觉统合是将各部分感觉信息输入组合起来，经大脑统合作用，完成对身体外的知觉做出反应。多动症患儿感觉统合失调造成的行为失常，一直困扰着老师和家长。

（1）前庭平衡功能失常　表现为好动不安，走路易跌倒，注意力不集中，上课不专心，爱做小动作，容易违反课堂纪律，容易与人冲突，调皮任性，爱挑剔，很难与别人分享玩具和食物，不能考虑别人的需要，还可能出现语言发展迟缓。

（2）视觉感不良　表现为无法流利阅读，经常跳读或漏读，多字少字，写字偏旁部首颠倒，甚至不识字，学了就忘，不会做计算，常抄错题，抄漏题等。

（3）触觉过分敏感　表现为紧张孤僻不合群，害怕陌生的环境，咬指甲，爱哭，过分依恋父母，容易产生分离焦虑，或过分紧张，爱惹别人，偏食或暴饮暴食，脾气暴躁。

（4）听觉感不良　表现为对别人的话听而不闻，丢三落四，经常忘记老师说的话和布置的作业等。

（5）本体感失调　表现为缺乏自信，消极退缩，手脚笨拙，语言表现能力极差。

（6）动作协调不良　表现为平衡能力差。走路容易摔倒，经常出现摔伤，不能像其他孩子那样会翻滚、骑车跳绳和拍球。动手能力差、精细动作差等。

大多数多动症患儿在完成精细运动任务时存在障碍，尤其是写字。他们在纸上写字越多，就越容易出现不规则的笔迹和划掉的痕迹。家长和老师经常对他们的写字水平感到失望，忽视了他们的创造天分。

多动症患儿之所以显得笨拙，是因为他们对冲动缺乏控制。这些孩子就像受惊的小马一样乱跑乱撞、摔坏东西。他们的膝盖和胳膊布满了伤疤。

难以进行合理计划，也不能完成复杂运动。他们可以单独完成走、跑与攀爬等动作，但很难协调这些运动的先后次序或同时做两个动作。游泳时，他们可以挥动胳膊并踢腿，但无法有节奏地呼吸。在舞蹈课上，他们可以欣赏优美的音乐，但当开始跳舞时，就乱了阵脚。

家长的认识与理解：

"足球不适合他，他总忘记自己在干什么。"

"讨厌别人碰到他的身体，还抵触刷牙、洗澡和理发。"

"总是惹人烦，捣蛋，恶作剧。"

"即使一个大操场上只有一小块砖，他也会被绊倒。"

"学习游泳，一个暑假也没有学会。"

"精力十足，体力充沛，却什么也学不好。"

"总是莫名其妙地摔跟头。"

"自己玩着玩着，都不知道发生了什么，手就出血了。"

案例11：

* 小凤，男孩，年龄8岁，小学一年级。幼儿园起小凤就是一个调皮分子，经常和小朋友发生一些小摩擦，纪律意识也很淡薄。

老师说，在学校里，小凤基本无法安静坐下来，爱发脾气，对有些身体上的碰撞和接触反应激烈。老师批评的时候也能马上承认错误，但是转头就忘记了，依旧我行我素。

妈妈也反映说，小凤的问题让全家都很头痛，他讨厌被别人触摸，不喜欢理发、洗澡、刷牙，也不喜欢画画、手工等烦琐的活动。喜欢跑来跑去，但是身体协调性又比较差，经常会撞到桌子、椅子、旁人、柱子、房门等。有时分不清方向，鞋子、衣服常常穿反。害怕陌生地方的电梯或楼梯。

老师说现在有些孩子会有多动症的问题，建议妈妈带小凤去医院里看一看。经过医生的诊断，没想到小凤不仅有多动症的问题，还有身体系统的整合协调问题。

八、情绪问题

多动症儿童的情绪问题主要表现为情绪的稳定性差及激惹性增高，还有恐惧和焦虑的情况。孩子有情绪后，通常有两种表现：随意发泄出来，伤害别人，最后导致别人排斥，人际关系出现问题；用生命力来压抑情绪，导致孩子的成长和学习受到干扰。

多动症患儿的情绪具有两面性，情绪好时可以顺利完成功课，而情绪糟糕的日子里，则很难完成各种任务。由于自我克制能力差，情绪受到自我感受及环境因素影响时反应极为明显，即使不高兴或遇到不愉快的事情时，很难通过自身调节来缓解和约束自己的不快，总是发脾气、恼怒、走极端，甚至出现冲动攻击行为，显示出明显的激惹性。而高兴时则兴高采烈、手舞足蹈、忘乎所以。

由于多动症患儿的学习不良问题经常受到家长和老师的批评、责怪、歧视，甚至打骂，使患儿产生恐惧心理，怕老师提问、怕考试、怕家长检查学习情况，把上学及学习看成是一种沉重的负担而经常敏感多疑、提心吊胆、焦躁不安、脾气暴躁、易激惹。

由于在家庭、学校以及同伴交往中经常遇到挫折和批评，常常在家与亲人也很少言语，不敢与同学交往玩耍，自尊心低下，不自信，自我评价低，把自己看成是无能的人。甚至还可产生抑郁、悲观厌世情绪，以及孤僻、说谎、逃学、离家出走等不良行为。

大多数多动症儿童十分敏感，我们应该看到他们的冲动和兴奋底下掩藏的温柔、敏感。

家长人认识与理解：

"有时候他很随和，有时候他很奇怪。"

"一说起他的作业和学习，就像是换了一个人一样，大发脾气。"

"表现不好时，老师批评几句，就顶嘴，还大哭大闹，没完没了。"

"他情绪波动很大。前一分钟还开怀大笑，下一分钟却因为一个小小的批评十分伤心。"

"他说自己很笨，没有朋友，每天都不开心，担心朋友讨厌他。"

"他说自己笨，没有人喜欢跟他玩。"

"一旦快有考试了，他就闷闷不乐，担心老师同学嘲笑他。"

"他认为与更小的孩子或有问题的孩子一起玩没什么意思，十分抵触。"

"有时候为了逃避批评，会经常说谎。"

案例12：

* 小军，男孩，年龄11岁，小学四年级。小军的爸爸是一名建筑工人，

妈妈是一名皮鞋厂工人，都比较忙，对孩子的教育也不太上心。老师说小军是一个比较聪明的学生，虽然每次考试成绩不是很理想，但从卷面来看，他的思维还是很灵活的。但是他的课堂及学校表现从没有让老师满意过，课堂上小动作多，注意力差，经常打扰别人。

有时候小军会忘记做作业，也有时候会抄袭同学的作业。有时候会说谎，为自己找各种借口，总是为自己的错误行为找理由开脱，且习以为常。在班上人际关系差，没有同学愿意和他同桌，也没有同学愿意和他一起玩和学习，因为他总是用捣乱、搞怪、恶作剧来吸引别人的注意，和别人意见不一致时常常大吼大叫，情绪激动时像嘶吼的狮子，同学们见到他都躲得远远的。老师批评他，虽然不反抗，但目光中满是不满，甚至会出现仇视的表情。

这些情况，妈妈基本不管，爸爸则是棍棒教育，小军也不反抗、也不说话，好像进入了恶性循环的怪圈。

小军的问题应该引起家长和老师的重视，当孩子不能控制自己的情绪时，不要与孩子针锋相对，甚至大打出手。可以尝试关心孩子，多陪陪孩子，了解孩子的内心，家长也要改变自己，比如降低对孩子说话的音量和语速，带动孩子情绪和心情也平稳下来。

九、其他问题

通过以上描述，我们不难看出多动症的表现如此丰富，其实还不止这些。有些多动症儿童思维混乱，扣子系串，衣服穿反，鞋带只系了一半，用脏手摸头发，再擦在衣服上，它们的活动似乎没有经过大脑控制。

多动症患儿还可伴有认知功能问题。如一些多动症患儿有空间认知障碍，表现为拼图作业或临摹画画时，不能按照原图进行排列，或对整个画面缺乏整体的安排，写字时常把字反写、倒写或左右写错等；阅读时，经常倒读某些字词，如把"天上"读成"上天"，常常"6"和"9"不分，"b"和"q"不分。

由于多动症属于发育性障碍，主要为大脑皮质功能减弱，表现出来不但有精神活动方面的问题，还可有轻度的神经生理症状，如在检查中发现一些患儿存在明显的神经系统发育迟钝、神经生理指标异常、肢体精细协调等问题。部分患儿还存在明显的睡眠问题，往往晚上比较兴奋，导致入睡很晚，易失眠，并可出现睡眠昼夜节律紊乱。有些患儿在睡眠中不自主运动增多，梦话较多，极少数患儿还伴有睡行症。

多动症的行为问题表现出多样性、复杂性和不确定性，给患儿的康复指导带来了较多难题。每个孩子的注意缺陷、多动、冲动等表现都可能存在独特性，我们需要针对每个孩子的特点，开展有针对性的康复治疗和干预训练。孩子康复的成果也取决于家庭、学校和社会的共同努力和辛勤付出。

第四章
多动症的识别与综合诊断

　　家长如果怀疑孩子患有多动症，首先应该与老师沟通，了解孩子在学校的状况，同时反思在家中的生活、学习等情况，以及同伴交往中存在的问题。家长可以请学校给予重点关注，也可以去儿科医生、儿童精神科医生或心理医生那里进行诊断和治疗。

　　儿童多动症的诊断和评估对于家庭、学校以及孩子的健康成长都非常重要，只有正确的诊断和评估才能更清楚地了解孩子的发病程度，才能给予正确的治疗和康复。一个完整的多动症诊断过程应包括病史采集、体格检查、辅助检查、心理测验、鉴别诊断等内容。

一、病史采集

　　儿童多动症的病史主要由父母或主要监护人提供。但在病史采集过程中应注意：①儿童是一个不断发育的个体，要用发展的眼光看待儿童的表现，应根据不同年龄阶段儿童的心理发育水平来评价行为、情绪表现正常与否。②注意病史提供者个人素质或对问题理解的偏差，如家长的文化水平、性格爱好、陪伴孩子的时间、对孩子的忍耐程度以及对儿童多动症了解的差异等，均可影响病史信息的准确性。③注意症状的鉴别，如多动是儿童的天性，只有缺乏目的、多种场合的多动才有诊断意义，同时还应结合儿童的发育阶段。④注意共病，因为儿童多动症的共病现象较为常见，采集病史应力求全面。

　　（1）现病史　　现病史采集应围绕了解患儿的起病形式、主要症状、病程、可能的病因或诱因、过去诊治情况等。

　　采取轻松和谐的交谈氛围，了解孩子的问题、家长性格及讲述特点，建立互动的合作关系，引导、启发家长有方向性、有重点地进行深入交谈，对于主要问题，可让家长举例说明。如多动发生的场合，有什么特点，目的性强不强，在什么情况下更明显；注意力不集中从什么时候开始出现的，大致持续多长时间；冲动及情绪不稳是否有明显的外在原因等。

同时对可能存在的伴随症状，如学习困难、人际关系问题、品行问题、语言表达问题及情绪问题等也应详细询问和了解。

（2）既往史　要了解孩子既往病史，有时多动、注意力不集中或易冲动的表现可能是躯体疾病或其他疾病的结果，如甲状腺功能亢进、颅脑外伤、颅内感染、癫痫、精神病及某些重金属中毒等。这些情况主要治疗原发病，应与儿童多动症区分。

（3）个人史　要了解孩子发育过程中的一些情况，包括母亲孕期、围生期及出生后的感觉与运动及身体发育情况，还包括语言、思维、情绪、智力、学习成绩、个人自理以及人际关系及平时性格特点等情况。

（4）家庭史　要了解孩子有关家庭成员的主要情况，主要包括他们的性别、年龄、文化程度、职业、社会地位/经济状况、健康状况和性格特点，及家庭对孩子的教养管理方式和关心程度等。还应重点了解其两系三代内有无多动症及其他神经精神疾病如癫痫、智力低下、性格异常者，有无药物成瘾或酗酒者等。

二、体格检查

大多数多动障碍儿童一般体格检查没有明显的阳性体征，有些局部阳性体征与儿童多动障碍的诊断也无直接关系，可能对多动症的鉴别诊断产生误判，甚至影响多动症的后续治疗方案的制订和实施。例如，某些躯体疾病如甲状腺功能亢进、甲状腺功能减退、风湿热、中耳炎、脑炎、脑外伤、癫痫及视觉和听觉损害等均可导致注意力不集中及行为改变；如对合并有心脏疾病、肝肾疾病及癫痫的患儿用药需谨慎。

在对多动障碍儿童的体格检查中可以发现部分患儿有轻微的发育畸形，如头颅宽大、发际低、贯通手、多指、足内翻及扁平足等。这些发育上的异常有助于儿童多动障碍的诊断。

三、辅助检查

由于鉴别诊断和药物治疗的需要，临床做一些常规的检查也是非常必要的，如血、尿常规，肝肾功能，心电图等。因为儿童多动症与生长发育有关，临床上有时常会检测微量元素水平，主要观测血铅、锌、铁等金属元素的含量。

近年来，神经电生理学技术的应用越来越广泛。脑电图检查中发现部分多动症患儿出现脑电图轻度异常，主要为慢波增多，快波减少，波幅不佳，不规则，基线不稳等表现。但脑电图检查不具有特异性，仅能作为一个参考指标。磁共振检查发现部分多动症患儿大脑图像显示右前脑皮质较对照组小，右额叶比左额叶小，大脑胼胝体膝部、压部及前部小，右侧尾状核小等表现，但还处于研究阶段，尚缺乏明显特异性，也只能作为参考指标。

四、心理评估

随着心理评估的发展，评估范围在不断扩大，评估手段也在不断丰富。根据儿童多动障碍的特点，大多数针对儿童行为的评定量表和心理测验手段都适用于儿童多动障碍诊断治疗中的心理评估。

（一）儿童行为评定量表

儿童行为评定量表是常用的儿童行为评估方法，它是采用问卷的形式，由父母、老师或儿童自己按照指导语的要求来完成心理与行为问题的评估。儿童多动症的常用评估量表有儿童多动症评定量表、Conners 儿童行为量表、Achenbach 儿童行为量表、长处与困难问卷等量表（量表的具体内容详见附录）。

（1）儿童多动症评定量表 儿童多动症评定量表是根据美国《精神障碍诊断和统计手册》第四版（DSM-Ⅳ）诊断标准编制的评价量表，广泛用于对儿童多动障碍的心理评估及追踪治疗效果等。

评定量表共 23 个条目，由两个分量表组成，分别是注意缺陷分量表 9 个条目和多动/冲动分量表 9 个条目，以及个人病史等情况 5 个条目。根据儿童最近 6 个月的表现，由家长评定。每个条目按 0 ~ 3 级评分，可分别计算分量表分和总分。"0"代表无此表现；"1"代表有一点（稍有）；"2"代表明显（较多）；"3"代表严重（很多）。 1 ~ 9 题评分 ≥2 的条目达到 6 条及以上，可作为注意缺陷型的依据； 10 ~ 18 题评分 ≥2 的条目达到 6 条及以上，可作为多动/冲动型的依据；前面两个条件均达到，可作为混合型的依据。

（2）Conners 儿童行为量表 Conners 儿童行为量表（Parent Symptom Questionnaire, PSQ）是由美国学者 Conners 编制的父母用儿童行为评定量表，主要由父亲或母亲填写，主要检测 3 ~ 17 岁儿童及青少年的行为问题，常用于评估 ADHD 儿童，用于评定 ADHD 儿童的行为问题以及辅助诊断手段。 PSQ 包含 48 个条目，采用 0 ~ 3 级评分。"0"代表无此表现；"1"代表有一点（稍有）；"2"代表明显（较多）；"3"代表严重

（很多）。评价指标包括学习问题、品行问题、心身障碍、冲动/多动、焦虑和多动指数 6 个因子。可以全面评估被试儿童的行为问题。因子分值越高，反映出来的问题越严重。

（3）Conners 教师评定量表　Conners 教师评定量表（Teacher Rating Scale，TRQ）是教师根据儿童实际情况对每项问题进行评定。TRQ 包含 28 个条目，采用 0~3 级评分。"0"代表无此表现；"1"代表有一点（稍有）；"2"代表明显（较多）；"3"代表严重（很多）。评价指标包括品行问题、多动问题、不注意-被动和多动指数 4 个因子。可以评估被试儿童的行为问题。因子分值越高，反映出来的问题越严重。

（4）Conners 简明症状问卷　Conners 简明症状问卷（Abbreviated Symptom Questionnaire，ASQ）父母与教师均可应用。ASQ 包含 10 个条目，采用 0~3 级评分。"0"代表无此表现；"1"代表有一点（稍有）；"2"代表明显（较多）；"3"代表严重（很多）。总分≥10 分为可疑阳性，即认为有多动症的可能，可进入医生诊断程序，进一步检查。

（5）Achenbach 儿童行为量表　Achenbach 儿童行为量表（Child Behavior Checklist，CBCL）有较多版本，家长用 4~16 岁量表最为常用，可以较为全面的评估儿童青少年的行为问题。CBCL 包含三个部分：一般项目、社交情况和行为问题表现，涵盖了家族情况、活动情况、社交情况和学校情况，以及具体的行为问题。第三部分行为问题作为量表的重点部分，更能突出表现行为的具体问题，包含 113 个条目，采用 0~2 级评分。"0"代表无此表现；"1"代表有一些；"2"代表经常或明显。

评价指标较为复杂，进行男女性别之间的分开评价，并按照 4~5 岁、6~11 岁和 12~16 岁进行了年龄区分。其中，6~11 岁男孩行为问题因子：分裂样、抑郁、交往不良、强迫性、躯体诉述、社交退缩多动、攻击性、违纪。6~11 岁女孩行为问题因子：抑郁、社交退缩、躯体诉述、分裂强迫、多动、性问题、违纪、攻击性、残忍。12~16 岁男孩行为问题因子：躯体诉述、分裂样、交往不良、不成熟、强迫性、敌意性、违纪、攻击性、多动性。12~16 岁女孩行为问题因子：焦虑、强迫、躯体诉述、分裂样、抑郁、退缩、不成熟、违纪、攻击性、残忍。总分和因子的分数越高，行为问题越大，分数越低，则行为问题越小。

（6）父母用长处与困难问卷　父母用长处与困难问卷（Strengths and Difficulties Question-naire，SDQ）由家长根据对孩子近 6 个月的观察，用于评定 3~17 岁儿童及青少年情绪、行为问题，信效度好。问卷主体部分 25 个条目，按 0~2 三级评分。0 分代表不符合；1 分代表有点符合；

2分代表完全符合。第7、第11、第14、第21、第25题需反向记分。包含情绪、品行、多动、同伴交往、亲社会行为5个因子。前4项因子之和为SDQ总分因子，得分越高，存在的客观困难程度越严重，0~13分为"正常"，14~16分为"可疑"，17~40分为"异常"。问卷附加部分5个条目之和为SDQ影响因子，得分越高，精神困扰和社会功能损害程度越严重。

（7）访谈法获取病情信息 访谈法获取病情信息，主要通过与教师、家长以及可能患病的儿童进行访谈交流，这也是多动症诊断过程中非常重要的一个环节，它可以作为行为评定量表的补充。访谈可以从以下几方面进行面谈：①是否会出现多动症的症状以及在什么情况下会表现出来；②儿童多动症的症状是否对学校（学习、行为）、家庭和伙伴造成影响；③儿童多动症的相关症状是什么时候开始的以及持续了多长时间；④环境对儿童多动症的发生是否起到了影响作用；⑤有无多动症家族史；⑥儿童有无学校适应困难或学习困难等问题；⑦儿童有无人际关系困难或情绪困难等问题；⑧过去和现在的家庭情况等方面的评估。

（二）心理测验评估

人的心理特性很难被直接观察到，而且还存在着明显的个体差异。不过任何一种心理特性总会以一定的行为表现出来。心理测验就是让人们在测验时产生某些行为，要求被测量者根据测验题目和要求做出必要的反应，并根据这些行为反应来推论其相应的心理特性。

（1）智力测验 大多研究认为多动症儿童没有明显的智力损害问题，但通常表现出比同龄孩子智力水平略低的现象。常用的经典智力测验有韦氏儿童智力测验（Wechsler Intelligence Scale for Children，WISC），由美国心理学家韦克斯勒编制，是应用最广泛的智力测验工具，用来评估6~16岁儿童青少年智力水平。包括6个言语分测验，常识、类同、算术、词汇、理解、背数；6个操作分测验，图画补缺、图片排列、积木图案、物体拼配、译码、迷津。其中背数和迷津两个分测验是备用测验，当某个分测验由于某种原因不能施测时，可以用之替代。测验实施时，言语分测验和操作分测验交替进行，以维持被试的兴趣，避免疲劳和厌烦。

WISC不但可以评估总体智力水平，还可以评估大脑左右半球是否均衡发育。主要评价指标有总智商、言语智商、操作智商，以及10个分测验的发育水平，可以从多个领域和多个层次来评价儿童青少年的智力水平。

（2）数字划消测验 数字划消测验（Cancellation Test，CT）是研究注意的传统测验，是测量注意障碍的主要方法。给受试者提供3张0~9的阿拉伯数字表（数字不规则随机排列），第一张表要求划去

"3"，第二张表要求划去"3前面的数字"，第三张表要求划去"3后面的，7"。每张数字表要求从第一行开始，从左到右，一行一行地按要求划去数字。

评价指标有测验过程的用时、划正确数、划错误数、漏划数和注意力指数等。测验在测评注意持续稳定的同时，还测评注意的选择性和分配性。CT测验简便易行，常用于年龄较小的多动症儿童的评估，同时也可作为多动症儿童的注意力训练来提高注意能力。

（3）视听整合的持续性操作测验　视听整合的持续性操作测验（Integrated Visual and Auditory Continuous Performance Test，IVA-CPT）通过反复的、持续性的视听觉刺激信号的反应和控制操作，反映受试者的反应控制和注意控制等执行功能。通过4个认知变量：遗漏（靶目标遗漏数目）、错误（非靶目标反应数目）、反应时（反应速度及认知加工速度）、稳定性（测试前后反应时变化），反映受试者认知加工、反应控制、注意保持等能力，包括对目标或者干扰做出应答的刺激信息的反应。

IVA-CPT进行结果判断的程序较为复杂，评价采用综合反应控制商数（FRCQ）、听觉反应控制商数（ARCQ）、视觉反应控制商数（VRCQ）、综合注意力商数（FAQ）、听觉注意力商数（AAQ）、视觉注意力商数（VAQ）等较多指标来全面评价和衡量。控制商数用于评价视听刺激的"遗漏"情况，能够长时间维持刺激响应一致的能力，测试的全过程中保持稳定的能力；注意力商数用于评价视觉、听觉刺激的"错认"情况并及时做出正确响应，对视听刺激的反应，持续注意保持的能力，认知加工速度、动作反应速度以及手眼耳等协调能力。

（4）威斯康星卡片测验　威斯康星卡片测验（Wsiconsin card sorting test，WCST）是一种单项神经心理测验方法，反映抽象概括、认知转移、注意记忆、信息提取、分类维持和转换、刺激再识和加工等。WCST能够检测额叶局部脑损害，尤其对额叶背外侧部病变较为敏感。测验共有128张卡片，受试者根据4张模板卡片（分别为1个红三角、2个绿五星、3个黄十字和4个蓝圆）对应答卡片进行分类，这些应答卡片由不同的形状（三角、五星、十字、圆）、不同颜色（红、黄、绿、蓝）和不同的数量（1～4）随机出现构成。分类原则顺序为颜色、形状、数量，当被试连续10次分类正确后，在不做任何暗示下将分类原则改为下一个形式的分类，以此类推。当完成6次分类或128张卡片都用完即结束测试。

主要评价指标有完成分类数、错误应答数、持续性错误数、持续性错误百分数、非持续性错误数、持续性应答数、完成第一个分类所需应答数、概念化水平等，可以根据各个指标的完成情况来评价多动症儿童的抽象思维能力和执行功能。

（5）Stroop 字色干扰测验 Stroop 字色干扰测验（Stroop Color-Word Interference Test）能较为全面地反映认知功能，是评价执行功能中的心理控制和反应的可塑性较为敏感的指标，常用于额叶损害评估。测验可以根据测验对象的特点进行有针对性的设计，多动症可采用如下设计：测验共有 6 张卡片，分为 A、 B、 C 练习卡片和测试卡片各一张。练习卡片由 1 行 10 列共 10 个字组成，测试卡片由 10 行 10 列共 100 个字组成。A 卡片是白底黑字并随机出现的"红"字、"黄"字、"蓝"字、"绿"字组成， B 卡片是白底并随机出现的红、黄、蓝、绿不同颜色绘成的圆点构成， C 卡片是白底并随机出现的由红、黄、蓝、绿不同颜色绘成的"红"字、"黄"字、"蓝"字、"绿"字组成，且字义与颜色不相同。测试时分为三步：①呈现 A 练习卡片，要求尽量快而正确地读出这些字，通过后呈现 A 测试卡片；②呈现 B 练习卡片，要求尽量快而正确地读出这些圆点的颜色，通过后呈现 B 测试卡片；③呈现 C 练习卡片，要求尽量快而正确地读出这些字的颜色而不要考虑字义，通过后呈现 C 测试卡片。

评价指标包括 A、 B、 C 卡耗时（s），正确数，耗时增加率（C-B）/A×100%，正确数递减率（B-C）/A×100%。根据指标的完成情况来评价多动症儿童的控制加工和脑反应抑制缺陷、执行功能损害。

五、多动症的诊断标准

任何事情都有一个相对而言的标准，疾病诊断也不例外。由于地域的不同，多动症发病的情况与表现形式不完全相同，各个国家地区之间的诊断标准也稍有差异。在国际上常用的诊断标准有：世界卫生组织（WHO）的《国际疾病诊断分类》第十一版（ICD-11）、美国精神病学会（APA）的《精神障碍诊断和统计手册》第五版（DSM-V）。国内临床诊断标准常用中华医学会神经精神学会的《中国精神疾病分类方案与诊断标准》第三版（CCMD-3）。其中美国精神病学会 DSM-V 的诊断标准更为清晰和细致，既适用临床应用，也可用于科学研究。

（一）中华医学会神经精神学会的多动症诊断标准

2001 年 4 月中华医学会神经精神学会推出《中国精神障碍分类方案与诊断标准》第三版（CCMD-3），兼顾病因、病理学分类和症状学分类，分类排列次序服从等级诊断和国际疾病分类原则，作为精神障碍分类和诊断标准。

儿童多动症（注意缺陷与多动障碍）是发生于儿童时期，与同龄儿童相比，表现为同时有明显注意力集中困难、注意持续时间短暂及活动过度或冲动的一组综合征。症状发生在各种场合（如家庭、学校和诊室），男童明显多于女童。

症状标准如下。

（1）注意障碍，至少有下列 4 项。

① 学习时容易分心，听见任何外界声音都要去探望。

② 上课很不专心听讲，常东张西望或发呆。

③ 做作业拖拉，边做边玩，作业又脏又乱，常少做或做错。

④ 不注意细节，在做作业或其他活动中常常出现粗心大意的错误。

⑤ 丢失或特别不爱惜东西（如常把衣服、书本等弄得很脏很乱）。

⑥ 难以始终遵守指令、完成家庭作业或家务劳动等。

⑦ 做事难以持久，常常一件事没做完，又去干别的事。

⑧ 与他说话时，常常心不在焉，似听非听。

⑨ 在日常活动中常常丢三落四。

（2）多动，至少有下列 4 项。

① 需要静坐的场合难以静坐或在座位上扭来扭去。

② 上课时常有小动作，或玩东西，或与同学讲悄悄话。

③ 话多，好插嘴，别人问话未完就抢着回答。

④ 十分喧闹，不能安静地玩耍。

⑤ 难以遵守集体活动的秩序和纪律，如游戏时抢着上场，不能等待。

⑥ 干扰他人的活动。

⑦ 好与小朋友打逗，易与同学发生纠纷，不受同伴欢迎。

⑧ 容易兴奋和冲动，有一些过火的行为。

⑨ 在不适当的场合奔跑或登高爬梯，好冒险，易出事故。

严重标准：对社会功能（如学业成绩、人际关系等）产生不良影响。

病程标准：起病于 7 岁前（多在 3 岁左右），符合症状标准和严重标准至少 6 个月。

排除标准：排除精神发育迟滞、广泛发育障碍、情绪障碍。

（二）美国精神病学会的多动症诊断标准

2013 年 5 月美国精神病学会（American Psychiatric Association, APA）推出了《精神障碍诊断和统计手册》第五版（DSM-V），对所有精神疾病进行了重新定义和分类，并制订了精确和具体的诊断标准。 DSM-V 采纳、吸取了数百位国际一流水准的精神心理疾病教授、精神科医生、心理学博士等各界专家的意见和建议，因而具有很好的科学参考价值。

（1）具备 A1 和/或 A2。

A1：注意力缺陷，以下症状中符合 6 项或以上，持续至少 6 个月，程度达到与发育水平不符，并且间接影响社会及学业/工作活动。

a. 经常在工作、学习或者其他活动中不注意细节或者犯粗心大意的错误（例如忽略或者不注意细节，做事不仔细）。

b. 在完成任务或者做活动过程中经常难以维持注意力集中（例如在演讲、谈话或者阅读较长著作时）。

c. 对他说话经常心不在焉、似听非听（如在无明显刺激因素下思绪也会飘到别的地方）。

d. 经常不能按要求完成指示及作业、琐事或者工作上的任务（例如开始任务后很快失去注意力）。

e. 难以组织任务和活动（例如难以组织有顺序性的任务；难以保持材料和所属物在适当的位置；懒散、无组织性、无时间管理观念，常常错过约定时间）。

f. 经常逃避、不喜欢，或者不愿意从事那些需要持久脑力的任务（如做作业等；对于青少年和成人来说，不能准备报告，完成表格，或回顾较长的文章）。

g. 经常丢失学习、生活或者工作上的必需品（如学习材料、铅笔、书本、工具、钱包、钥匙、文件、眼镜或者手机）。

h. 经常很容易被无关的刺激分心（对于青少年和成人来说，则包括不相关的想法）。

i. 在日常生活中健忘（如日常该做的事、被差遣的事；对于青少年和成人来说，忘记回电话、付账单、赴约等）。

A2：多动与冲动，符合以下 6 项或以上，持续 6 个月以上，程度达到与发育水平不相符，以及直接影响社会和学业/职业活动。

a. 经常烦躁不安，手脚动个不停。

b. 在教室或其他需要坐在位子上的地方离开座位（如教室、办公室、工作场所等）。

c. 在一些不恰当的场合乱跑乱爬（在青少年或成人，包括坐立不安的感觉）。

d. 很难安安静静地玩游戏。

e. 经常忙忙碌碌，好像被发动机驱动着一样（如在饭店、会议室等不能长久保持安静；还包括烦躁不安和难以跟上进度）。

f. 经常话多。

g. 常在提问没说完时就贸然回答（例如打断别人的谈话，抢先说话）。

h. 在游戏或集体活动中，很难按顺序等待。

i. 插入别人的谈话或打扰别人（例如插入别人的谈话、游戏或者活动；未经允许就使用别人的东西；青少年或者成人也许会插手别人正在做的事情，或者接手别人正在做的事情）。

（2）在 12 岁以前就出现了一些注意力缺陷或者多动、冲动的症状。

（3）在 2 个或者 2 个以上场所出现症状（如家庭、学校或者工作场所，或者其他场所）。

（4）有清晰的证据表明症状干扰到或者降低了社会、学业或者职业功能。

（5）排除精神分裂症或者其他精神障碍，并且不能用其他精神障碍的疾病解释（例如情绪障碍、焦虑障碍、精神性癔症或者人格障碍等）。

注：这些症状不仅仅是对立行为、违拗、敌意的表现，或不能理解任务或指令。年龄较大（17 岁及以上）的青少年和成年人，至少需要这些症状的 5 项。

根据以上 A1 和 A2 的症状程度可以分为注意缺陷型（符合 A1）、多动/冲动型（符合 A2）和混合型（符合 A1 和 A2）。

多动症按照病情程度分为轻度、中度和重度。轻度为症状少于或稍微超过诊断所需的条目数，学校、家庭和社会功能没有或仅有轻微损害；中度为症状和损害介于轻度和重度之间；重度为症状明显超过诊断所需的条目数，学校、家庭和社会功能等有明显且广泛的损害。

DSM-V 诊断标准中的条目内容表述较为清晰和详细，可以帮助我们来判断诊断分型，案例 1 是关于注意缺陷型的多动症。

案例1：

* 小洪，男孩，年龄 7 岁，小学一年级。小洪的爸爸是一名交通警察，小时候也是一个调皮的孩子。小洪在幼儿园的时候就比较调皮，老师也跟家长针对这个问题谈了几次话，家长认为这是遗传了爸爸的基因，一直未引起重视。

现在小学一年级了，上课总是坐不住，会控制不住自己发出怪声、大喊大叫，有时在地上爬，影响课堂纪律。小洪不知道爱护自己的衣服、书包，每天衣服总是脏分分的，书包乱糟糟的。对学习用具（笔、橡皮、尺子、书本等）没有保护意识，总是弄丢。记不住作业，没有家人催促陪伴的情况下无法独立完成作业。做作业也经常出错。

小洪不喜欢阅读故事、书本，有时喜欢看有图片的书，但由于不认识上面的字，经常半途而废。读书时多字或少字。

小洪总是爱说话，很少耐心地听别人讲话，容不得别人打断他，不听取别人的意见，小朋友都不愿意和他相处。

小洪在学校有时行为怪异，不遵守课堂纪律，符合"难以组织任务和活动"。在做作业时注意力不集中，必须有人督促才能完成，符合"在完成任务或者做活动过程中经常难以维持注意力集中"，也符合"经常不能按要求完成指示及作业、琐事或者工作上的任务"。总是弄丢文具，符合"经常丢失学习或者工作上的必需品"。读书时读字不准和出错，符合"经常在工作、学习或者其他活动中不注意细节或者犯粗心大意的错误"。做事没耐心，总是找各种理由逃避要做的事情，符合"经常逃避、不喜欢，或者不愿意从事那些需要持久脑力的任务"。容易受外界刺激而分心、注意力难以持久等多种表现都达到了DSM-V的诊断标准，符合注意缺陷条目的六条以上，达到了多动症注意缺陷型的诊断条件。

根据DSM-V诊断标准的描述，可以帮助我们判断案例2中孩子的诊断分型为多动/冲动型多动症。

案例2：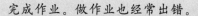

*小图，男孩，年龄7岁，小学一年级。父母有一家自己的小工厂，工作比较忙。小图在一家私立学校上学，学校有校车接送。

小图经常会有一些多动的表现，上课时不遵守纪律，常常跟旁边的同学打闹，不能专心听人讲话，注意力易转移，下课喜欢跑来跑去，就算是课间十分钟都能看到他满头大汗的样子。

在课堂上经常和同桌讲话，同学不跟他讲话，他有时候还自言自语。在同学回答老师的问题时，他还经常搞怪，或发出声音，让同学对他很有意见。在回家的校车上，他也安静不下来，总是跪站在凳子上，有时还要离开座位。

小图参加班级的一些活动，如排队做早操、做眼保健操、上体育课、班级活动等，让他排队时就像热锅上的蚂蚁到处乱转，根本不把老师的命令放在眼里。

小图符合多动/冲动型多动症，比如各种各样不停歇的多动表现，符合"经常忙忙碌碌，好像被发动机驱动着一样"。常常打扰同学，跑来跑去，以及在校车上总是跪站在凳子上，还离开座位，符合"在一些不恰当的场合乱跑乱爬"。他很喜欢说话，符合"经常话多"。同学回答老师的问题时，他还经常搞怪，符合"插入别人的谈话或打扰别人"。参加班级活动到处乱转，不排队，符合"在游戏或集体活动中，很难按顺序等待"，也符合"很难安安静静地活动"。依据 DSM-V 的诊断标准，小图符合多动/冲动条目的六条以上，达到了多动/冲动型多动症的诊断条件。

DSM-V 的临床应用意义如下。

（1）症状出现的年龄放宽到 12 岁，减少漏诊，增加诊疗机会。

（2）重视主要症状表现，降低了型别之间的差异性和局限性，同一患者可在不同时期以不同的方式表达。

（3）患者常有情绪和行为调控问题，破坏性情绪失调障碍等的诊断可使情绪问题得到重视和合适诊治。

（4）更重视多动症共患病的识别，共病的诊断更多见。

（5）特别提出成人多动症的诊断标准，使对成人的诊断和治疗得到重视。

（6）明确成人多动症的诊断标准，强调 ADHD 是一个起病于儿童期并可以持续至成年期的障碍，只是成年期的表现有所变化。大多 ADHD 的症状会持续到青春期，乃至成年期，对患者的学业、职业和社会生活等方面产生广泛、终身的消极影响。因此，对多动症的干预不能局限于儿童期，应超越儿童期并立足于长期、系统地干预。

（三）世界卫生组织的多动症诊断标准

1992 年，世界卫生组织推出了《国际疾病诊断分类手册》第 10 版（international Classification of diseases， ICD-10），根据疾病的病因、病理、临床表现和解剖位置等特性，将疾病分门别类，使其成为一个有序的组合，并用编码的方法来表示的系统。目前 ICD-11 中文版正在翻译编撰中，更加具有临床应用价值。

ADHD 诊断标准如下。

（1）不注意

① 常常不能仔细地注意细节，或在做功课或其他活动中出现漫不经心的错误。

② 在完成任务或做游戏时常常无法保持注意。

③ 别人对他讲话时，常常表现得没在听。

④ 常常无法始终遵守指令，无法完成功课、日常杂务或工作中的任务（不是因为违抗行为或不理解指令）。

⑤ 组织任务或活动的能力常常受损。

⑥ 常常回避或极其厌恶需要保持精神努力的任务，如家庭作业。

⑦ 常常遗失某种活动的必需品，如学校的作业、铅笔、玩具或工具。

⑧ 常易被外界刺激吸引过去。

⑨ 在日常活动过程中常常忘事。

上述不注意症状中要至少具备 6 条，并且持续时间至少 6 个月，达到适应不良的程度，并与患儿的发育水平不一致。

（2）多动

① 双手或双足常常不稳定，或坐着时常蠕动。

② 在课堂上或其他要求保持坐位的场合离开座位。

③ 常常在不适合的场合奔跑或登高爬梯（在青少年或成年，可能只表现为内在不安感）。

④ 游戏时常不适当地喧嚣，或难以安静地参与集体活动。

⑤ 表现出持久的运动过分，社会环境或别人的要求都无法使其显著改观。

上述多动性症状至少出现 3 条，并持续至少 6 个月以上，达到适应不良的程度，并与患儿的发育水平不一致。

（3）冲动性

① 常在提问未完成时，答案即脱口而出。

② 在游戏或有组织的场合常不能排队按顺序等候。

③ 经常打扰或干涉他人（如冲撞别人的交谈或游戏）。

④ 常说话过多，不能对社会规则做出适当的反应。

上述冲动性症状至少出现 2 条，并持续至少 6 个月以上，达到适应不良的程度，并与患儿的发育水平不一致。

诊断说明：

① 基本条件是起病年龄早，小于 6 岁，症状持续超过半年。

② 必须具备的临床表现是注意缺陷和活动过度这两大类必须同时存在，缺一不可。

③ 可协助诊断的常见症状有易冲动，行为鲁莽，做事不顾场合，不顾后果，不重视学校和社会的规范，学习困难，运动协调性差。

④ 排除标准：排除其他行为障碍、情绪障碍或明显智力低下者；还应排除某些器质性障碍，如各种脑炎、脑病、脑肿瘤等；还应排除功能性精神病，如精神分裂症、焦虑症、躁狂症等。

从上述三个诊断标准来看，不难发现三者具备很多的共同点，如均对发病年龄有一定要求，出现发病症状的时间达到半年以上，需要排除一些相关的精神病患，以及诊断标准中有较多条目都有一定的相同点。但是三者之间也存在着较大的差异，如 DSM-V 中诊断中有明确的诊断分型以及病情程度分析，条目内容详细且有例子说明，便于各类人群的应用。

根据多动症的诊断和鉴别诊断要求，要充分考虑诊断所需要的详细信息。

案例3：

* 小亮，男孩，年龄8岁，小学一年级。课间的时候，小亮与同学发生了争执，大声地吵了起来，动手打人，还把同学从楼梯边推了下去，摔伤了胳膊。

老师反映小亮除了吵架打人，还极其好动，上课很难集中精神，最多两三分钟注意力就会转移，容易受身边的事物所影响，而且好奇心强，自控能力差，并常伴有某种习惯性小动作，如咬指甲、吸手指、抠鼻子等，做一些事情也容易半途而废，有头无尾。他上课也不愿意遵守课堂纪律，小动作多，打扰周围的同学，引起同学的不满。

医生给小亮做一次全面的检查。血、尿常规正常。微量元素检测，铁和锌略低于正常水平。听力、脑电图等检查也正常。

心理测验方面，Conners 儿童行为量表的 6 个因子，品行问题：2.0，学习问题：1.75，心身问题：0.4，冲动：2.0，焦虑：0.5，多动指数：2.0，其中品行问题、学习问题、冲动、多动指数均较高。通常多动症会伴随着这些问题的出现。

Achenbach 儿童行为量表的行为问题因子，分裂样：6，抑郁：8，交往不良：15，强迫性：8，躯体诉述：6，社交退缩：8，多动：19，攻击性：32，违纪：11。其中交往不良、多动、攻击性和违纪都超过了正常值范围。

儿童多动症评定量表的前 9 条中有 7 条在不同的场所经常出现，后 9 条中有 6 条在不同的场所经常出现，并且出现这些问题的时间都有一年半以上了。表明出现的问题较多，时间较长，已经初步达到了混合型多动症的诊断范围。

根据这些情况又做了一些心理测验来进行深入评估和分析。首先进行了韦氏智力测验，言语智商 92 分、操作智商 103 分、总智商 97 分，智力发育水平为中等，处于正常范围。

视听整合的持续性操作测验，综合反应控制商数：84，听觉反应控制商数：91，视觉反应控制商数：76，综合注意力商数：81，听觉注意力商数：88，视觉注意力商数：79。其他指标也较标准值要低，反映出明显的注意缺陷和多动问题。

医生根据父母面谈的情况、对孩子表现的观察情况、体格检查指标、心理评估问卷以及心理评估测验的各项指标进行了综合评定，并排除了身体性疾病和其他精神神经性疾病，最后诊断为混合型注意缺陷多动障碍（多动症）。

父母表示接受医院的诊断，态度积极，接受了医生关于药物、认知行为治疗、父母积极学习相关知识匹配家庭干预的建议；医生还建议父母取得学校老师的关心和关爱，孩子的康复效果较好。

六、多动症的鉴别诊断

由于多动症的症状表现较为丰富且复杂多变，在一些精神障碍和躯体疾病中也经常会出现这些类似的症状，容易混淆而导致错误的判断。因此在诊断过程中需要考虑遗传、环境、家庭、学校和社会因素对儿童的影响，更要对一些症状表现上存在共同特征的病症进行鉴别，以免误诊误治。

（1）活动过多的正常儿童　活动过多在正常儿童中也较为多见，且多出现在学龄前的男孩，调皮好动，精力充沛且贪玩，注意力不易集中，容易与多动症混淆。但是正常儿童的活动过多与多动症还是有较大的区别。

首先，多动症儿童的多动往往是没有目的性的，表现为较为唐突、有始无终，但正常儿童的多动常常伴随有一定的目的性，伴随有一定的动机或想法，往往是一整套动作。其次，在注意力方面，多动症儿童往往无法很好地集中注意力完成作业或是老师、家长交代的任务，做作业拖拉，边做边玩，作业总是会落题或出错，并且多动症儿童的注意力不集中是不分场合、时间的，而正常儿童虽然有时注意力不集中，但是他在一定的场合和需求下是可以集中注意力的，对于他喜欢的东西可以持久高度集中注意力，有时为了有更多的时间去玩游戏会很快很潦草地完成作业或是交代给他的任务。最后，多动症儿童在多动、注意力不集中的同时往往还伴有某些特定的情感与行为上的异常，而正常儿童一般不会出现这些异常情况。

正常儿童中确实有很多表现为行为多动、调皮捣蛋，令人厌烦。

案例4:

　　* 小欣，女孩，年龄9岁，小学二年级。老师反映小欣课堂上有时看着黑板方向，目光却呆住不动，较难长时间保持注意力集中，小动作不断。跟同学相处时比较急躁，有时要大声喊叫，有一天还动手打了同学。

　　小欣原来的表现虽然也比其他孩子要活跃，喜欢玩耍，性格外向，但大家一直觉得她是一个比较好动的正常孩子而已。最近小欣刚刚搬家，学校也是刚刚转学，难道是这些外在因素的影响，让她患上了多动症？

　　通过对小欣的观察和交谈发现，刚来的时候她坐立难安的，一直比较僵硬地以一个姿势坐在椅子上，但她的手在不停地搓椅子垫、擦椅子把手，脚在蹭或轻踢椅子腿，确实一刻没闲着。大约过了20分钟，她可能感觉所处的环境比较安全和轻松，表现得很爱说话，也很擅于讲话，语言的逻辑性和用词的精炼度虽不够好，但特别想表达。说到高兴处，她站起来在屋子里一边走，一边东摸摸西碰碰。

　　通过与妈妈谈话了解到，小欣在家里有时能玩一上午积木，也不出声，连水都不喝；有时候兴奋起来又说个不停。另外，在搬家转学前没有老师说过他有多动方面的问题，转学了后才有这毛病。

　　根据小欣的情况，给她做了视听混合的持续性操作测验，结果表明各项指标均处于正常范围，建议小欣先做一些学校适应方面的心理疏导，帮助她尽快适应新学校的生活。

　　生活中很多孩子都会在一定的年龄或情境下表现出与多动症相似的某些行为，不过偶尔表现出多动行为或经常表现出某一种多动行为，并不意味着就是多动症。所以家长和老师不应该随便给孩子贴上多动症的标签。有时候通过家长的仔细观察可以分辨出孩子是否患有多动症，如上述案例中的孩子可以在家中闷头玩一上午的积木，不出声也不喝水，说明她对喜欢的事物可以保持高度注意力集中，并不存在多动症经常表现出的注意力分散，学校表现的行为问题更多是新环境的适应问题。

　　（2）品行障碍　品行障碍的特征是反复而持久的反社会性、攻击性或对立性品行。当发展到极端时，这种行为可严重违反相应年龄的社会规范，较之儿童普通的调皮捣蛋或少年的逆反行为更严重。如过分好斗或霸道；残忍地对待动物或他人；严重破坏财物；纵火；偷窃；反复说谎；逃学或离家出走；过分频繁地大发雷霆；对抗性挑衅行为；长期的严重违拗。

儿童品行障碍也伴有多动、注意力不集中等问题，但是此类儿童最突出的问题是品行问题，如说谎、打架斗殴、偷窃等严重违反社会规范的行为问题。多动症儿童也可伴有品行问题，但可随着多动症的心理干预和中枢兴奋药等治疗，表现出的品行问题会和注意缺陷、多动冲动等症状一起有所改善，但是单纯的品行障碍儿童经中枢兴奋药治疗没有改善效果。

（3）对立违抗性障碍　对立违抗性障碍多见于 10 岁以下儿童，主要表现为明显不服从、违抗或挑衅行为；经常暴怒，好发脾气；常怨恨他人，怀恨在心，或心存报复；常拒绝或不理睬成人的要求或规定；长期严重的不服从；常因自己的过失或不当行为而责怪他人，与成人争吵；常与父母或老师对抗，但没有更严重的违法或冒犯他人权利的社会性紊乱或攻击行为。

对立违抗性障碍在童年早期就可能容易出现烦躁不安、脾气大等，父母或其他照料者百般哄劝和安慰，也常常无济于事。他们常以故意的、被动的、令人厌烦的行为频繁地表达内心的反抗和挑衅，并时时对他人怀恨在心。在学习方面缺少兴趣，经常故意拖延和浪费时间，常以"忘记了"或"没听到"为借口而不做作业，学习成绩差。通常越是加强行为管教，加强作业管理，对立违抗反而越加严重，成绩也越差。而多动症儿童的一些异常行为多数是不自主地表现出来，与对立违抗还是有着较大的区别。

（4）学习障碍　学习障碍是指儿童在说话、阅读和社会交往技能方面的发育障碍。常见的表现是注意力不集中，做事磨蹭，有头无尾，缺乏时间观念和任务感。在听、说、读、写、计算、思考等学习能力的某一方面或某几方面表现为显著困难，常伴有社会交往和自我行为调节方面的障碍。

学习障碍是由于学习能力落后而造成在某科目上的困难，比如具有阅读障碍的儿童阅读能力的获得和应用出现障碍，不能有效地记忆所学的文字，从而导致读书困难。但在注意力和自控方面是正常的，学习努力就是学不好，更多地在认知能力、视知觉、阅读能力和计算能力等方面出现问题。学习障碍可以引起继发性注意障碍，注意障碍也可以导致学习成绩下降。学习障碍的多动行为仅发生在与学习有关的情境之中，而多动症的注意问题在学龄前就已经出现，多动行为具有普遍性，从而引发学习障碍。

（5）抽动障碍　抽动障碍是一种不随意的突发、快速、重复、非节律性、刻板的单一或多部位肌肉运动或发声。有些运动和发声抽动较为简单，如眨眼、斜颈、耸肩、扮鬼脸、清喉声、吼叫、吸鼻动作等；有些则较为复杂，如蹦、跳、打自己、重复言语、模仿言语、秽语等。各种形式的抽动均可在短时间受意志控制，在应激下加重，在睡眠时减轻或消失。抽动多发生于儿童时期，少数可持续至成年。

抽动症与多动症均有注意力不集中和冲动的表现，但抽动障碍是以全身肌肉多肌群不自主的活动以及不自主的发声为特点。首先是面部的眨眼、摇头等不自主的运动，之后慢慢波及至脖子、四肢等，在抽动的同时还会出现异常的发音甚至会骂人，有时还会出现异常的行为如拔睫毛、眉毛等。抽动障碍的儿童基本上有多动症儿童的全部症状，但多动症儿童没有抽动障碍的特点。故在鉴别过程中需要注意儿童是否会出现异常行为、骂人等问题。

（6）儿童孤独症　儿童孤独症是广泛性发育障碍的代表性疾病，起病较早，通常在3岁前可以早期发现，主要表现为三大类核心症状：言语障碍、社交障碍、兴趣狭窄和刻板重复的行为方式。通常表现为言语发育障碍或迟缓，或别人听不懂的语言；缺少目光对视、面部表情、身体姿势及手势；不与别人交往，孤僻；兴趣固定、重复、局限；行为刻板、重复；只重视事物局部，身体敏感等方面的问题。

大多孤独症表现为注意力不集中和多动的症状，故常被误诊为多动症。儿童孤独症的特点为患儿因有自闭的问题，无法与外界交流，话少不愿意与外界交流从而导致的社交问题，和多动症儿童可以主动的与外界交流并且往往话多，无法耐心听从别人讲话，常常打断别人从而导致的社交问题不同。孤独症儿童对什么事情都不感兴趣，情感淡漠，而多动症儿童则表现为对任何事情都感兴趣，比较活跃。多动症儿童智力基本上在正常范围，而孤独症患儿的智力大多低下。

（7）儿童精神分裂症　精神分裂症是以思维、情感、行为之间不协调，精神活动与现实脱离为主要特征的精神病，偶见于儿童。一般起病于10岁以后，而多动症多起病于6岁以前。主要表现为言语、思维和感知障碍，言语减少、缄默、刻板重复、思维内容贫乏，甚至出现被害、罪恶、疑病妄想，情感淡漠和迟钝，幻视、幻听和幻想性幻觉等。运动和行为也出现异常，兴奋不安、行为紊乱、无目的跑动，或呈懒散无力、迟钝、呆板、少动，或出现奇特的动作或姿势，常有模仿动作或仪式性刻板动作，甚至有兴奋、冲动、伤人和破坏行为。

精神分裂症发病早期亦可见到注意力不集中、多动等特点，但与多动症患儿不同的是精神分裂症患儿多见有思维脱离现实、情感淡漠、主动性缺乏、与亲人疏离等怪异的行为，甚至可以出现幻觉、妄想等症状。

（8）儿童焦虑障碍　儿童焦虑障碍是一种常见的情绪障碍，是一组以恐惧不安为主的情绪体验，表现为整日紧张，烦躁不安，不能轻易放松下来；脾气暴躁，容易被激怒，因为一点事情不满意就大吵大闹；学习时注意力难以集中，回答问题时容易紧张，并且大脑一片空白，什么也记不起来；担心别人看不起自己；依赖亲人的陪伴，拒绝去上学，害怕一个人独处，不敢一个人睡觉；整天没精打采，提不起精神；挑食，厌食，食欲减退；睡眠不好。

这些焦虑情绪可通过躯体症状表现出来，如无指向性的恐惧、胆怯、心悸、口干、头痛、腹痛等自主神经症状，有时也可表现为注意力不集中、难以静坐等与多动症相似的症状。但焦虑障碍往往伴随有强迫症状和癔症症状，且焦虑障碍儿童有睡眠障碍，而注意缺陷障碍不伴有强迫、癔症症状以及病情症状不影响睡眠。同时，大约有三分之一的儿童多动症和焦虑障碍可以形成共病而同时存在。

（9）其他　目前，多动症主要依靠家长、老师的病情介绍和观察孩子的症状表现来进行诊断，部分实验室检查及心理测验、脑电图等均不具有特异性，因此给鉴别诊断带来了一定的复杂性。多动症的主要症状注意力分散、多动和冲动等表现可以在多种小儿神经精神疾病中见到，具有较强的共性。因此，除了上述疾病需要进行鉴别以外，也要注意和癫痫、躁狂发作、感觉统合失调症、小儿舞蹈症、精神发育迟滞、听觉障碍、亚急性脑炎等疾病的鉴别。

第五章
多动症的脑电特征与行为的关联性

脑神经电生理活动是由脑干网状结构、丘脑非特异性神经核团激活大脑皮质形成的，中枢神经系统神经元群突触后电位综合起来就形成了脑电波。脑波的发育是以脑组织解剖学发育以及脑组织生理成熟程度为基础的，尤其是儿童期的脑组织生理有其阶段性特点，决定了其脑电特征更加能够客观地体现脑波活动变化。从胎儿、新生儿到儿童青少年期，神经系统的生长发育规律决定了每个时期的脑波特点，而且发育异常儿童也有其脑电活动的某些特征。

脑电图（Electroencephalography, EEG），是一种无创伤性检测脑电的技术方法，常规用于神经精神疾病的辅助检查。脑电图可以连续记录大脑神经元的整体集合活动，以节律性和周期性为突出特点，反映大脑的调节行为，用于检查脑的生理功能，反映脑的病理改变。正常情况下，脑电图有一定的规律性，当脑部尤其是皮层有病变时，规律性受到破坏，波形即发生变化，对其波形进行分析，可辅助临床对脑部疾病进行诊断。

一、脑电波形的基本特征

脑波按其频率分为 δ 波、θ 波、α 波、β 波、γ 波等波形，δ 波和 θ 波称为慢波，β 波和 γ 波称为快波。依年龄不同其基本波形的频率也不同，比如 3 岁以下小儿以 δ 波为主，3~6 岁以 θ 波为主，随年龄增长，α 波逐渐增多，到成年人时以 α 波为主，但年龄之间无明确的严格界限，比如有的儿童 4~5 岁枕部 α 波已很明显。正常成年人在清醒、安静、闭眼时，脑波的基本节律是以枕部 α 波为主，其他部位则是以 α 波间有少量慢波为主。判断脑波是否正常，主要是根据其年龄阶段，对脑波的频率、波幅、两侧的对称性以及慢波的数量、部位、出现方式及有无病理波形等方面进行分析（表 5-1、图 5-1）。

表 5-1　EEG 脑电活动及其伴随的精神特征

EEG 脑波		频率/Hz	伴随的精神特征
δ(Delta)		0.1～4	属于"无意识层面"的波 睡眠状态,主要指婴幼儿睡眠状态
θ(Theta)		4～8	属于"潜意识层面"的波 困倦时出现,是中枢神经系统抑制状态的表现
α(Alpha)		8～12	临睡前头脑茫茫然的状态。意识逐渐模糊 清醒、安静、闭目出现,睁眼、思考时消失
β(Beta)	SMR	12～16	精神警觉,身体放松
	Short range	16～20	注意力集中、思考时增多,表示大脑处于兴奋状态
	High range	20～30	紧张、焦虑、高度警觉
γ(Gamma)		＞30	增强意识、幸福感、减轻压力、冥想

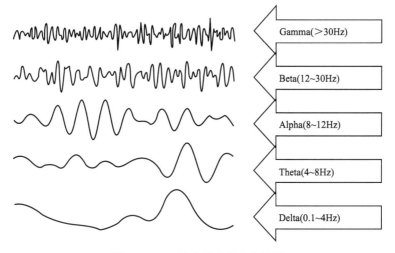

图 5-1　EEG 脑电活动的脑电波形

　　脑电波形的表现虽然没有特异性,需要结合临床症状来进行综合判断,但是许多脑部病变引起的脑波异常,还是提供了很多直接客观的判断依据,如颅内占位性病变(尤其是皮层部位者)可有局限性慢波;散发性脑炎,绝大部分脑电图呈现弥漫性高波幅慢波;脑血管病、炎症、外伤、代谢性脑病等都有各种不同程度的异常。随着技术的不断进步,电极放置的部位和方法也有所改进,如鼻咽电极、鼓膜电极和蝶骨电极等;诱发试验方式更加多元,如睁闭眼、过度换气、闪光刺激、睡眠诱发等。近年来还有遥控脑电图和 24 小时监测脑电图等技术的更新,使得脑电图的灵敏性和准确性逐渐提升。

二、正常儿童的脑电特征

儿童脑电图随年龄增长不断变化，频率由慢变快，由不规则变规则，由不对称变对称。波幅由低变高，再由高至成人型，由不稳定逐渐稳定。对光反应从无反应到有反应，直至正常反应。

（1）1~3个月婴儿脑电图　以2~3.5Hz中等波幅为背景，波形不规则，中央区有4~6Hz节律，三个月后，枕部可见4Hz优势活动，但无节律。

（2）4个月~1岁婴儿脑电图　以3.5~6Hz的θ波为主，枕部可见α波活动，但不规则，6个月后枕部节律开始变明显，1岁后有较稳定的5~8Hz高幅节律。

（3）2~3岁幼儿脑电图　表现为顶枕部5~7Hz的θ波较稳定，间或δ节律散发。3岁以后枕部α节律的平均波数增加，但仍有较多4~7Hz的θ节律出现，此阶段反应已具备，睁眼时枕部脑波受抑制。

（4）4~6岁学龄前儿童脑电图　表现为θ波周期逐渐缩短，α节律枕部优势逐渐形成，这个时期是大脑发育的一次飞跃，从θ活动向α节律移行时期。

（5）学龄期儿童脑电图　7~8岁时，枕部α节律为8~9Hz，波幅达到100μV以上，不稳定，枕部θ波非节律性出现。

9岁以后，枕部不再出现θ节律，且α节律以9~10Hz为主。

10岁以后，α节律在10~12Hz之间。

13岁以后，基本接近成人脑电图，双侧枕区α波波幅稳定在100μV以内，平均波幅在50~80μV。

三、多动症儿童的脑电特征

脑电图是一种无创伤性检查方法，应用于多动症的脑电研究已初见成效。脑电图主要分析频率和波幅来反映脑电活动变化，两者的决定因素较多，主要有神经元回路的物理性、神经元物质代谢的速度、皮质神经元数量及大小、神经元的不应期、大脑皮质神经元同步化速度和去同步化速度、神经元的兴奋性、神经元排列的一致性、记录电极和皮质间距等。

神经元物质代谢的速度、大脑皮质神经元同步化速度和去同步化速度、神经元的兴奋性是影响多动症儿童脑电特征的主要因素，其余为辅助参考因素。多动症儿童注意缺陷、多动冲动被认为是这些特殊大脑调节功能失调的外在表现。当大脑功能出现失调时，脑神经细胞会出现异常放电或放电形式的特异性、非特异性改变，表现在脑电图上就会呈现出频率、波幅、形态等的不同。

（1）多动症儿童脑电活动的异常变化　脑电活动特征可以作为脑生理发育及功能状态的敏感指标。脑电波形主要包括 δ 波、θ 波、α 波、SMR 波、β 波、高频 β 波、γ 波等波形，其频率、波幅、波形和位相等都具有一定的特点，可以分析不同脑区的精神活动状态（见表 5-1），探索脑电活动特征，研究脑电变化规律具有重要的理论及应用意义。

关于多动症的脑电生理研究最早在 1938 年就已经开始，Jasper 等对多动症的脑电分析，发现超过一半的研究对象脑电出现异常表现，慢波波动明显，尤其是 2~6Hz 的慢波在多个大脑区域均有所增多，额叶表现尤为明显。随着计算机辅助工具的应用，许多新的方法开始应用在脑电特征研究，包括波幅、脑电绝对功率和相对功率、主导频率分析、平均频率以及各个波段的功率百分比和功率比值等。

多动症的整个脑电活动环路（即脑干网状结构-丘脑非特异性核团-大脑皮质）的调节能力存在不足，脑功能出现紊乱，有利的调节未能被强化，不利的调节未能被抑制，从而表现出多动症的诸多问题，例如注意力分散或注意保持能力差，出现冲动和多动表现等问题。

国内外研究普遍认为大多数多动症表现出脑电图异常，主要为轻中度异常，表现为慢波较多、基线不稳、调幅不佳等；β 波减少，阵发性或弥散性 θ 波活动增加等。正常儿童睡眠时 θ 波活动增多，而多动症儿童在清醒时 θ 波活动增多，表明多动症存在脑唤醒不足，脑皮质抑制功能低下，诱发皮质下中枢神经递质异常释放，出现多动冲动等行为。这就像是晚上睡觉的时候，想起来上个厕所，整个人处于迷迷糊糊的状态，大脑处于低唤醒状态，而不是我们通常理解的兴奋状态，并不是因为精神兴奋而导致的多动症，真实情况恰恰相反，这也是很多治疗多动症的药物属于兴奋类药物的原因。

有关定量脑电图（Quantitative Electroencephalogram，QEEG）的研究证明，多动症儿童在一些常规神经心理模式下表现出波谱异常。有 45%~90% 的多动症出现脑电活动异常，主要表现为大脑皮层的低唤醒水平，慢波增多、波幅升高、波形不规则；快波减少，波形不规则；θ 波活动增加，β 波活动减少，也会出现 α 波、β 波脑电相对功率降低，θ 波脑电相对功率升高，θ/α 比值、θ/β 比值升高等表现，这些表现与大脑代谢能力下降、神经纤维传导速度减慢、神经递质系统紊乱或者大脑发育成熟延迟等因素存在关联。

有关脑电超慢涨落分析技术（EEG Encephalo Fluctuation Graphic technology，EEG-EFG）对脑波分析，EEG-EFG 的熵值是一个热力学概念，表示能量集中程度，是对系统中本身组织程度和有序性的度量。对 α 波分析时，熵表示 α 波间的能量涨落是分散在每个频率成分上，还是集中于某一频率成分上。EEG-EFG 研究揭示了多动症儿童在 α 波系统上存在频率变慢趋势以及一些 α 波细分功能的异常，脑的有序性差，脑的组织能力差。

多动症临床分型的脑电活动存在差异性，多动/冲动型相对最为轻微，注意缺陷型较为严重，而混合型则更为复杂。混合型主要有三种表现：θ 波活动增多，δ 波、β 波活动不足，波幅增高，表现为低唤醒（hypoarousal）；慢波活动增多，快波活动不足表现为成熟迟滞（maturation lag）；过度的 β 波活动，表现为过度觉醒（hyperarousal）；最后一种表现所占比例很小，并不多见。注意缺陷型主要有两种表现：θ 波活动增多，δ 波、β 波活动不足，波幅增高，表现为低唤醒；慢波活动增多，快波活动不足表现为成熟迟滞。

注意缺陷型和混合型多动症在脑波活动上表现更为复杂多变，症状表现也更为严重，伴随的并发症也更为多样，给诊断和康复都带来了更大的挑战。注意缺陷型多动症存在的神经系统发育偏离，很难随年龄的增长而恢复到正常发育水平，注意力缺陷的问题也始终存在，康复难度更大。混合型多动症脑电活动接近注意缺陷型，但是较多的多动冲动明显的混合型儿童，随着年龄的增长脑电总功率、θ 波和 β 波的相对功率以及 θ/β 比值等指标的好转相对来说更容易一些，这也间接说明多动/冲动型的脑损伤要相对轻微。通过这些研究可以推测在多动症的脑电异常因素构成上，一种是由于中枢神经系统的发育偏离引起的难以随年龄增长而恢复正常的注意缺陷，另一种是由于中枢神经系统的发育迟滞引起的随年龄增长可以恢复正常的多动冲动。

案例1：

* 小嘉，男孩，年龄 10 岁，小学四年级。小嘉从入学起就比其他孩子明显表现出多动的行为，而且这种情况有增无减。

上课时他不遵守纪律，一会儿动手摸摸同学衣服，一会儿又扯扯前面同学的头发，东看看西看看，好像这个世界对他来说都是动态的，他需要不断地注意着这些动态的变化。经常影响同桌或邻近的同学，使他们的注意力难以集中，学习也受到影响。老师批评后有一定的效果，但是维持不了多久。好搞"恶作剧"，有时故意推别人，又满不在乎。精力特别充沛，每天跑来跑去动个不停。

在家里任性、冲动，父母不能满足时，便火气冲天，大喊大叫，甚至赌气离开家不肯回来。玩手机游戏兴趣很浓，做作业边玩边做，一点儿都不认真。

老师和家长对小嘉也比较关心，都认为他的脑子并不笨，学习认真起来接受比较快，不比其他同学差，但因为好动分心，成绩一直排在班级的倒数几名里。

医生根据对孩子的观察和父母讲述的情况，开具了检查。检查结果显示，血尿常规和微量元素都处于正常水平；Conners 儿童行为量表中的学习问题、品行问题、冲动/多动、多动指数均超过 2 分，存在行为问题；视听整合的持续性操作测验的控制力和注意力分值都明显低于正常值，存在注意和控制力下降；脑电图显示慢波增多，波幅增大，偶见尖波、棘波、棘节律、尖-慢波等表现。医生结合儿童多动症评定量表中的 18 条项目，持续半年以上的条目较多，初步诊断为混合型多动症，开具了药物盐酸哌甲酯（专注达）。

对于小嘉这样的孩子，除了药物治疗以外，生活中的关心和认知行为的调节都很重要。班主任首先与家长联系，建议及时就医明确身体健康情况，早发现、早治疗是很正确的选择。同时，应该引导家长不能过于着急，不能用厌倦、心烦和打骂等粗暴方式，要体谅和帮助他，以免造成孩子自卑心理或精神压力过大。还要从培养良好习惯入手，耐心地矫正多动行为。积极学习心理引导技能，选择更为正确的方式帮助孩子，从多方面着手，解决这类广泛性发育障碍的问题。在家长、老师的努力下，经 2 个多月的努力，小嘉的行为、纪律好了许多，学习成绩也有了进步。

（2）多动症儿童的脑电频率和波幅改变　本团队通过对多动症儿童的脑电研究发现，多动症儿童的 θ 波波幅明显高于正常儿童，β 波频率明显低于正常儿童，θ 波幅和 β 频率显示出一定趋势变化，脑电活动相对滞后于正常儿童。多动症儿童的脑电活动存在异常，唤醒水平下降，兴奋性减弱，思维缓慢，推断这是导致注意力不集中的重要因素（图 5-2）。

（3）多动症儿童的脑电相对功率改变　脑电相对功率已经得到了较多应用，在记录睁眼/闭眼状态的脑电活动特征、自身脑电特征阶段性变化以及分析不同人群间的脑电特征差异都比较可靠。本团队通过对多动症儿童的脑电研究发现，多动症儿童的 θ 波脑电相对功率、θ/β 比值、θ/α 比

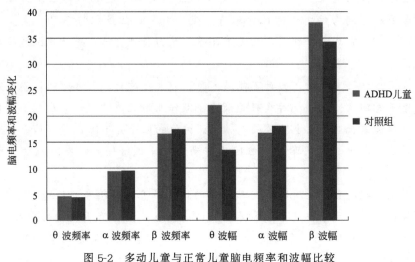

图 5-2　多动儿童与正常儿童脑电频率和波幅比较

值明显高于正常儿童，β 波脑电相对功率明显低于正常儿童，脑电活动异常，唤醒水平较低，脑发育滞后（图 5-3）。

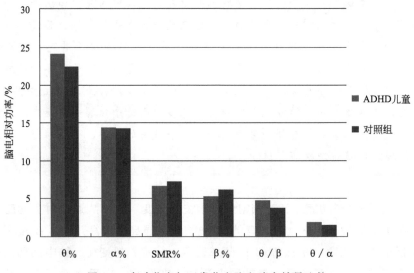

图 5-3　多动儿童与正常儿童脑电功率结果比较

　　脑电相对功率的改变结合 θ 波波幅和 β 波频率的变化，均表明了多动症有唤醒不足的脑功能改变，大脑的优势兴奋下降，对皮质下神经系统的抑制功能减弱，从而不能保证适宜的紧张度，无法集中注意，在行为上表现为注意力涣散、难以维持注意力、分心、小动作多等问题。这些结论也验证了多动症成熟滞后，唤醒水平低下的理论基础，进一步阐释了脑电功能的异常改变。

案例2:

＊小青，女孩，年龄8岁，小学二年级。小青从小性格较为孤僻，任性，好哭闹，有时还打人，不太合群。

小青不到一岁，父母因为工作忙，经常加班，没有时间照顾她，就把她托付给外婆、外公一起生活。老人生活在县城，性格比较内向，也很少和孩子聊天，也不太懂得如何教育孩子，只关心孩子是否吃穿饱暖。

一年级时，老师和外婆反映了好几次小青上课注意力不集中，有时还打扰周边的同学，遇到事情大喊大叫，态度粗暴。老人为了不引起小青父母的担心，对孩子的情况报喜不报忧，就算老师反映的情况，也是轻描淡写地说了一下。小青的问题一直未能引起重视。

二年级开学后，小青不但没有好转，还经常发呆，神情游离，下课有时不知跑到哪里去了，上课半天了才回来，作业潦草，错误还多。老师发现小青的情况没有改观，家长也未带孩子去医院检查，比较着急，就联系了小青妈妈。

妈妈得知情况后非常着急，对孩子很愧疚，第一时间带孩子去省城看病，在儿童医院被诊断为注意缺陷型多动症。该医院正好有一项多动症儿童的研究项目，可以免费参加到脑电生物反馈训练的项目中来。

小青开始治疗前，脑电图慢波增多，波幅增大，有尖波、棘波等脑波异常变化。脑电相对功率的θ波在25.7%，β波在4.9%，θ/β值在5.2。进行康复训练60次3个疗程后，θ波在19.8%，β波在5.7%，θ/β值在3.5，脑电相对功率在干预训练后有了较大的改观，这些数量指标客观直接，可以明显看到其中的变化。同时，行为问题症状的复评结果也显示出行为症状获得了较大的改善。妈妈说，完成作业的情况也好多了，情绪也稳定了，乐观了不少。

当然，父母的陪伴对于孩子的成长很重要，父母多关心孩子，常与孩子交流，多学习和掌握一些心理学知识和技能，就可以及早发现问题，增加安全感、改善不自信、促进同伴交往等，促进学习和社会技能的发展。

（4）多动症儿童的行为问题　本团队通过Conners儿童行为量表评估行为问题，发现多动症儿童的学习问题、品行问题、冲动/多动、多动指数所表现出来的问题明显高于正常儿童，严重影响到儿童的日常生活能力、学习成绩和人际交往等众多方面（图5-4）。

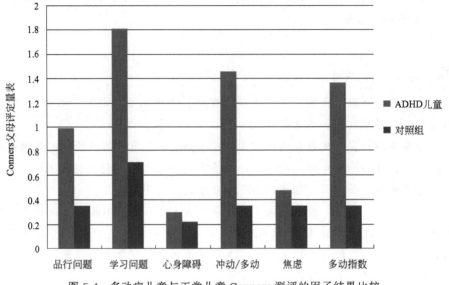

图 5-4 多动症儿童与正常儿童 Conners 测评的因子结果比较

案例3：

  * 小春，男孩，年龄 11 岁，小学四年级。小春在幼儿园之前就是一个比较调皮，经常打人也经常被打的"被老师重点监管"的孩子。

  小春的爸爸从小也比较顽皮，所以大家都觉得小春比较像爸爸的脾气，也就没觉得小春有问题。小春的爸爸脾气比较急躁，有时会打骂孩子，妈妈偶尔也会控制不住打骂孩子，小春貌似也习惯了。

  小学三年级时，老师就经常跟家长反映小春上课不老实，总是跟同学打闹，有时不分轻重会弄伤同学，父母认为要严加管教才行，打骂的情况更多了，效果却是越来越差。

  小学四年级时，不但多动、打架的情况没有好转，学习成绩也明显下降，已经成为班级倒数名次了。老师找家长的次数多了，父母也意识到了问题的严重性，带小春到医院检查。

  检查结果显示，血尿常规、微量元素等常规的躯体检查项目都处于正常水平。用于评估行为问题的 Conners 儿童行为量表结果学习问题 2.3 分、品行问题 1.4 分、心向障碍 1.1 分、冲动/多动 2.7 分、焦虑 1.7 分、多动指数 2.4 分。医生又结合了儿童多动症评定量表和视听整合的持续性操作测验等检查结果，初步诊断为多动冲动型多动症。

（5）多动症的行为问题与脑电特征的关联性　本团队通过比较行为问题与脑电相对功率之间的关联性发现，品行问题、学习问题、冲动/多动和多动指数这些与多动症密切相关的指标都与脑电相对功率的 θ 波、α 波、SMR 波、β 波、θ/α、θ/β 存在显著的关联性，说明多动症的行为症状与脑电的异常改变是动态关联的（图 5-5）。

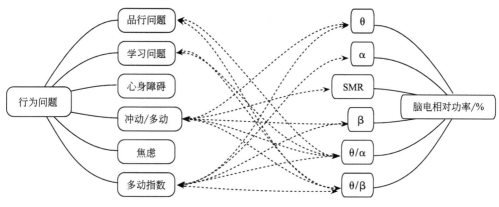

图 5-5　多动症的行为问题与脑电特征的关联性

（6）多动症儿童的长处与困难行为问题　本团队通过父母用长处与困难问卷评估行为问题，多动症儿童的长处与困难问题、同伴交往、多动缺陷、亲社会行为均显著明显存在问题。在发展自身的人际交往、同伴相处、行为品质、多动冲动、注意力缺陷等方面均比正常儿童落后（图 5-6）。

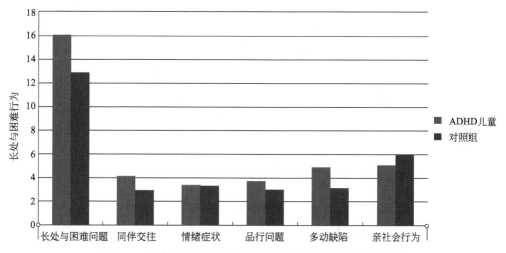

图 5-6　多动症儿童和正常儿童的长处与困难行为问题比较

案例4：

    ＊小承，男孩，年龄9岁，小学三年级。小承一直是一个活泼好动，停不下来的孩子，有时候还会比较暴力，动作粗野，老师有时候会请家长到学校处理冲突的问题。

    父母平时关系不太好，常常吵架，有时还会冷战甚至提及离婚，这让小承既紧张又害怕，没有安全感。妈妈脾气比较急，没有耐心，尤其是孩子拖拖拉拉不认真完成作业时，总是要在旁边严厉催促，甚至打骂。有时候还会找爸爸来"教训"孩子。爸爸认为孩子淘气，从没想过在学校不认真听讲，不能集中注意力做事可能是生病了，对孩子的教育方式简单粗暴，有时也以打骂为主。

    父母除了打骂孩子，也想过其他的办法，比如，有时候会和孩子说"你要是再不听话，就不要你了"，或者"你要是认真做完这次作业，就给你买……"等，但是结果都不理想。

    现在三年级了，因为上课小动作多，打扰同学，不认真完成作业，对待同学大喊大叫，推搡踢打，同学都不愿意和他同桌，老师不得不给他单独安排一张桌子。考虑到小承的状况已经影响教学秩序和同学交往，老师要求家长带去看病。

    某大学附属儿童医院的专家通过观察、行为评估、注意力检测、医疗相关检查后诊断为多动症伴品行障碍。其中两个行为量表，Conners儿童行为量表和父母用长处与困难问卷均存在明显的问题。Conners儿童行为量表的学习问题2.1分、品行问题2.3分、心身障碍1.2分、冲动/多动2.3分、焦虑1.8分、多动指数2.4分。父母用长处与困难问卷的同伴交往8分、情绪问题5分、品行问题8分、多动缺陷8分、亲社会行为3分。行为评估指标显示明显存在学习、品行、多动和注意力问题，学习生活与同伴交往都受到了严重的影响。

    专家通过综合评估后，给出了孩子的认知行为干预计划、脑电生物反馈治疗计划以及家长辅导计划的综合干预治疗手段。专家通过和家长细致的沟通，得到了家长的积极配合。

    家庭教养方式与孩子的健康成长密切相关，家长是孩子成长的第一任老师，科学教养，多倾听，多沟通，除了物质上的支持，更需要精神上的关注与支持，夫妻关系、亲子关系都是治愈孩子的良方。

    （7）多动症的长处与困难行为和脑电特征的关联性　本团队通过比较长处与困难行为问题和脑电相对功率之间的关联性发现，长处与困难问题、同伴交往、多动缺陷、亲社会行为等影响生活与学习的指标都与脑电

相对功率的 θ 波、 SMR 波、 β 波、 θ/α、 θ/β 存在显著的关联性，也说明多动症的行为症状与脑电的异常改变是动态关联的（图 5-7）。

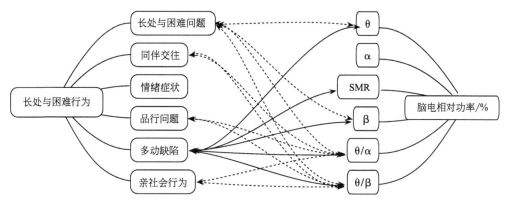

图 5-7　多动症的长处与困难行为和脑电特征的关联性

（8）多动症儿童存在执行功能降低　视听整合的持续性操作测验操作性强，应用广，将多动症的核心症状进行量化评分，可比性好，是一种可靠可信的心理学测验方法，可以辅助诊断多动症。反应控制力商数用于测量多动冲动情况，注意力商数用于测量注意能力情况。本团队通过 IVA-CPT 持续性操作测验的研究发现，多动症儿童的综合反应控制、视觉反应控制、听觉反应控制、综合注意力、视觉注意力、听觉注意力均低于正常儿童（图 5-8）。

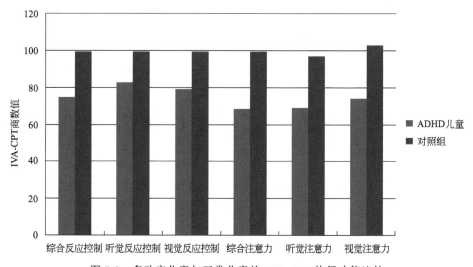

图 5-8　多动症儿童与正常儿童的 IVA-CPT 执行功能比较

案例5：

* 小楷，男孩，年龄10岁，小学四年级。小楷很调皮，注意力明显不集中、小动作多，学习跟不上，做事有始无终，作业、课本、文具老是丢三落四，期末考试不及格。

父母很着急，带着小楷去了几家医院，血、尿检查了很多项目都没有发现问题。父母觉得不会是脑子出了什么问题，做了脑电图也没有发现有什么异常。但小楷的粗心大意、调皮捣蛋的情况一直没有好转。

后来，经朋友介绍找到了某大学儿童行为发育研究专家，专家根据小楷之前在医院的检查报告基本排除了躯体的器质性疾病。又根据现场对小楷的观察、行为评估量表，尤其是视听整合的持续性操作测验结果，综合评估后诊断为注意缺陷型多动症。

小楷在观察室里也是这里看看，那里看看，这里摸摸，那里摸摸，不认生，一刻也没停下来。在进行视听整合的持续性操作测验时，刚开始对测验用的电脑表现出了较高的兴趣，但刚开始没两三分钟就不耐烦了。

视听整合的持续性操作测验的结果表明，综合反应控制商数97分，听觉反应控制81分商数，视觉反应控制商数95分，综合注意力商数64分，听觉注意力商数58分，视觉注意力商数53分。控制力指标中的听觉谨慎96分，听觉一致性94分，毅力99分；视觉谨慎90分，视觉一致性84分，视觉毅力62分。注意力指标中的听觉警醒35分，听觉注意力87分，听觉速度78分，视觉警醒62分，视觉注意力76分，视觉速度32分。从结果中可以看到，与多动、冲动关系更为密切的控制力指标相对来说好一点，但与注意力关系更为密切的注意力指标就要差多了。而且在细分听觉与视觉注意的差异时发现，视觉注意力比听觉方面要差得多。

专家表示注意力缺陷型多动症的康复难度更大一些，需要多方面配合同步进行。儿童多动症是病态，不应歧视，不应打骂，以免加重孩子的精神创伤。对多动症儿童可进行药物治疗，但药物不能代替教育，药物可为教育提供良好的条件，并应正确理解药物的作用与不良反应。为了取得良好的疗效，必须四方面（孩子、家长、老师、医师）的互相配合。

（9）多动症的执行功能与脑电特征的关联性　本团队通过比较 IVA-CPT 执行功能与脑电相对功率之间的关联性发现，综合反应控制、视觉反应控制、听觉反应控制、综合注意力、视觉注意力、听觉注意力与脑电相对功率的 θ 波、 SMR 波、β 波、θ/α、 θ/β 都存在显著的关联性，说明多动症的脑反应注意与脑反应抑制等功能与脑电的异常改变存在动态关联，这些关联为我们开展多动症的数量化指标的病症识别，以及康复治疗都提供了理论依据和新的工作思路（图 5-9）。

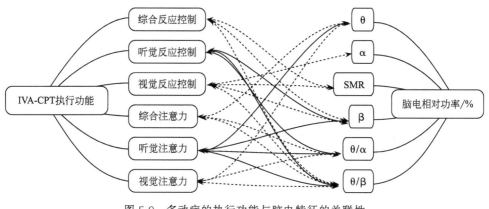

图 5-9　多动症的执行功能与脑电特征的关联性

四、多动症脑电活动的理论基础及应用

多动症的脑电活动存在异常，主要表现为轻中度异常，脑功能存在一定损害。多动症的中枢神经抑制系统功能降低引起皮质细胞兴奋性异常增高，从而出现异常脑电表现。虽然有一些新理论的出现，但是得到更多认同的理论还是以成熟滞后理论模型和低唤醒假说模型为主，分别代表着神经系统和脑发育水平的相对滞后和脑神经递质的唤醒水平下降所引起的一系列症候问题。脑发育的相对滞后通常与多动冲动症状关联性更强一些，多动冲动的症状恢复起来相对容易，而脑神经递质的低唤醒则与注意能力关联性更强一些，注意缺陷症状的恢复则比较困难。

（1）多动症脑电活动的理论基础　多动症表现出一定的执行功能缺陷，最为核心的缺陷主要表现在抑制过程、工作记忆和转换能力三个方面。这三个方面伴随脑电波形的改变，可出现 θ 波增多，β 波减少，调幅不佳，不规则，基线不稳，θ 波幅增高，β 波幅降低，α 波尖波化，α 波频度增高等改变，反映了神经系统及脑组织的抑制过程和成熟迟缓。

多动症的成熟滞后理论模型，主要指脑发育水平相对滞后，以休息或完成认知任务时的脑电频率变化而反映出来的脑功能滞后为依据建立的理论模型。通常在休息条件下多动症儿童 θ 波波幅增高，在额叶区表现尤为明显；在完成认知任务条件时，额叶和中央区域的 θ 波活动增多明显，而在脑后部和颞叶区域的 β 波活动降低。多动症儿童出现脑电活动异常，主要为脑额叶区 θ 波和脑后部 δ 波的慢波活动增强，脑后部 α 波和 β 波的快波活动有所减弱；脑电相对功率 θ/α 比值和 θ/β 比值在多动症儿童中有所升高。脑功能成像也显示多动症儿童在额叶、扣带回等脑区的激活程度下降，这与典型的幼儿脑电波非常类似，表现为成熟滞后。

多动症的低唤醒假说模型，主要是认为过低的唤醒水平会导致精神不振，过高的唤醒水平会出现意志行为紊乱，而完成一般行为则只需中等程度的唤醒水平。脑电活动特点显示高度唤醒水平时主导频率增多，唤醒水平减低时，主导频率逐渐减少，波幅增加。多动症儿童出现注意力不集中、注意力难以维持、冲动多动等症状，可以解释为唤醒水平低，他们试图通过这样的行为方式来提高自身的唤醒水平。多动症儿童的事件相关电位实验（ERPs）、定量脑电图（QEEG）等研究发现慢波（θ波为主）增多，前额叶区表现明显，β波活动减弱，θ/β比值明显升高，均表明唤醒水平低下。

不论是成熟滞后理论还是低唤醒假说都为多动症神经生理学的深入研究奠定了基础，提供了经验。因此，可以应用脑电生理及脑电功能的特征指标来反映大脑的成熟程度和唤醒状态，即低频率、高波幅与成熟慢和低唤醒有关，反之，高频率、低波幅与成熟早和高唤醒有关，可以通过强化某些特定脑波的频率、波幅及相对功率等方法来改善多动的唤醒水平，从而改善多动症的症状表现。

（2）多动症脑电活动特征的应用　脑电图已经广泛应用在多动症脑电活动特征的研究中，较为安全可靠，无创性已被家长及患儿接受，可反映大脑神经核团的异常放电，由中枢神经系统神经元群突触后电位综合形成，当大脑出现障碍或者异常放电时，脑电图上可呈现形态、波幅及频率的不同。通过现代技术的检测可更准确地反映出脑电活动特征的定性及定量变化情况，可为多动症的发病机制及客观诊断提供依据。

尽管从遗传学、环境因素、认知神经缺损理论及脑机制等不同角度国内外学者都进行了较多描述，但迄今为止，多动症的病因还没有定论，对多动症认知缺损本质的解释尚不完善，仍处于研究探索阶段。通过脑电活动的脑波特性进行波谱、频率、波幅、脑电功率等层面的研究，有助于多动症的发病机制和病因的深入挖掘和探索。

脑电图的临床应用已进入越来越成熟的阶段，但疾病诊断的特异性应用还存在较多局限，很多疾病还是表现出较为类似的脑电变化，较难直接通过脑电异常直接判断是否患病及患上了哪种疾病。但是脑电活动特征还是有其独特的优势，它更多反映出来的是数量化、图谱式的直接客观的数量化依据。这些数量化指标很少受主观因素影响，较少被主观因素所干扰。这些数量化指标作为临床诊断的辅助手段，可以提供很多有价值的线索，可以更好地确保临床诊断的正确性。对于一些很难发现躯体或脑的器质性病变的疾病，比如儿童多动症，作为诊断的依据就更具应用价值。一些容易与多动症混淆的疾病，比如多动的正常儿童、癫痫、抽动障碍、阿斯伯格综合征等病患，可以通过脑电活动的检测来加以区分。比如癫痫儿童，大多数患儿间隙期都有脑电图异常，主要表现为散在或连续的棘波节律，棘-慢波且大脑双侧对称同步等异常，这种情况在多动症儿童中出现的概率就很小。如果此时还有 θ 波的增多、波幅增大，α 波、β 波的减少且波幅降低等变化，多动症诊断的准确性会显著增加。

脑电活动特征对于个体而言是趋于稳定的，较少出现较大的变化，除非脑功能因为某些因素的较大影响而出现很大变化，此时脑电活动特征也会随之出现较大变化。在这个理论基础上，对多动症儿童进行干预治疗，如果治疗有效持久则会出现身体功能的改变和脑功能的改变，可监测到的脑电活动特征也会随之改变，并被记录下来。脑电图进行疾病诊断的特异性虽然存在欠缺，但是对于同一个患者干预治疗前后的脑电活动特征的监测还有着重要的临床应用价值，可以通过数量化的脑电指标发现干预治疗所达到的疗效。通过现代技术的应用，可以运用更为丰富的监测指标来通过波谱、频率、波幅、脑电绝对功率、脑电相对功率以及事件相关电位等指标手段进行脑电特征变化的评定和分析，从而指导临床。

随着现代技术的发展，脑电活动特征的监测与识别越来越灵敏，越来越精确，也越来越多样化，可以更好地解决我们遇到的很多临床疑难问题。多动症儿童的脑电活动已经有很多明确的特征，尤其是一些脑电活动的数量化指标和脑电特征与行为特征症状的关联性，对于早期识别、诊断和治疗多动症都有重要的辅助作用，从而实现多动症的更早发现，更早诊断，更早治疗，促进更多儿童的健康成长。

第六章
多动症对家庭和社会的影响

　　多动症是一种常见的儿童心理和行为障碍，随着人们对儿童身心发育的关注，对多动症的了解也越来越多，对病因、诊断和治疗都有了较多的认识。目前，人们对于疾病本身的关注比较多，但对多动症产生的影响和危害还缺少足够的认识。多动症儿童的家庭相比普通家庭要付出更多的教养时间、精力和财力。在学校里，多动症儿童也会给同学和老师带来困扰，在教育上要付出更多的努力和责任。有将近一半的孩子在成长过程中，他们的症状并没有完全消失，有些严重的患者存在能力低下、社会适应和人格缺陷等众多问题，甚至出现反社会行为，给社会带来严重的危害。

一、对家庭的影响

　　孩子的健康问题对每一个家庭来说都不是小事，尤其是这个健康问题会对孩子的身心健康、学校教育以及同伴交往等社会适应能力产生影响，常常会给整个家庭带来很大的困扰和麻烦，会破坏家庭应有的和谐。多动症儿童的家庭会经历很多困难，包括孩子多动问题、注意力问题、学习问题和社会适应等，而且难以管教所带来的家长负性情绪、父母高压控制、同伴之间以及兄弟姐妹的冲突，这些问题会使父母身心俱疲、压力重重，导致焦虑、忧郁、急躁，甚至出现一些过激行为。

　　（1）对孩子教养的负担加重　　多动症给家庭带来了沉重的经济压力。为了治疗多动症，家长往往需要耗费大量的时间、精力和金钱。很多家庭都辗转多个医院或多个城市进行求证和确诊，一些药物、训练、干预手段要花掉家庭相当多的时间、精力和金钱，尤其是一些经济状况并不富裕的家庭，给家庭生活蒙上沉重的阴影。

　　多动症常伴有情绪障碍、品行问题、学习问题、社交障碍、睡眠障碍等精神神经系统症状。常常会表现为行动笨拙，身体协调性差，多感官协调性弱，空间位置感缺陷等，伴发的行为问题较多，尤其是多动、攻击、不服从和易激惹等外化性行为，有时还会出现咬指甲、口吃、言语不清、遗尿等表现。与正常儿童相比，他们存在入睡时间长，容易唤醒，醒后不易入睡等睡眠紊乱问题，以至于影响日常的学习和生活。这些都需要父母在生活照顾和教养上付出更多的精力和努力。

多动症儿童由于行为控制能力差，对环境中的抑制信息反应缺乏，难以接受约束和控制，容易违反社会常规，常会出现违抗性、攻击性、反社会性行为。多动症患儿为了应对注意力不集中、学习成绩差的不良结果，为了使自己免受家长的批评，常常会先用开玩笑、扮小丑、做鬼脸、哄骗或撒谎的方式来控制局面。这时家长需要辨认孩子说话的真实性，但不能当面揭穿，要以合适的方式教育引导，而不是引起逆反心理。

可见，家长要学习应对多动症必要的技能，包含专业技术方面的，也包含日常生活保障方面的，还要有孩子健康成长教养方面的众多知识储备。家长要投入精力学习，向专业人士请教，不断实践，也要不断成长为综合素质全面的多动症教养的专业级别父母。

（2）对父母心理状态的影响 多动症儿童注意力比较分散，通常一件事没有做完注意力就转移了，频繁地从一种活动转向另一种活动，使手头的事情都无法完成或延迟完成。这会导致家长经常收到老师的反馈，如作业未能及时完成，丢三落四，做题张冠李戴，或者很多考试题目不做的现象。家长经过长期的管教可能也没看到什么好的效果，这会使家长脾气焦躁，也会让家长因担心孩子是不是又忘记了什么重要的事情而恐慌。长此以往，家长就处于一种担心和焦虑的状态。

活动过多的儿童，在自我约束和要求秩序的场合通常难以控制自我行为，他们好喧闹，爱捣乱，难以有安静的时候，使孩子难以在学校中安静学习，参加集体活动。在需要安静的公共场所会让父母处于一种尴尬的状态，使得家长必须分配足够的精力去陪同、去管教，尤其是有些爱哭闹的孩子使家长心力交瘁，倍感疲乏。

有些伴有冲动行为的儿童，他们不分场合，不顾后果，难以自控。他们的行为常常带有危险性、破坏性。使得家长要时刻注意孩子的行为，以免其造成不可控制的场面，这些家长常常处于一种高度集中的精神状态，使他们经常感到劳累、疲倦、烦躁，由于长期处在紧张担忧而又充满无奈的状态，会出现超过身体负荷的身心问题或精神疾病。

（3）对家庭关系的影响 孩子的主要养育人通常是父母。由于孩子的病症表现出来的问题消耗父母相当多的精力，他们总是随着孩子的行为而时常处于焦虑和疲乏的状态。许多父母对多动症儿童的教养方式上存在着许多分歧，甚至出现意见相反的情况，他们会为了孩子的问题而发生激烈的冲突，严重影响家庭关系的和谐。

　　家庭中有一个多动症的孩子，那么这个家庭势必会围着这个孩子转，注意他的一举一动，处理他犯的错，矫正他的行为，这时家庭中的所有成员就要尽量做到统一认识，否则会引发许多家庭矛盾，如夫妻之间的关系、与长辈的关系、父母与其他孩子的关系、孩子与孩子的关系等，涉及的范围很广。

　　即使父母在孩子教养的主要方向上是一致的，父母一方也期待着另一方能够对于孩子的康复发挥重要的作用，对对方的要求就更加严苛，包含教育、陪伴和生活照顾等方方面面，都希望对方能够为孩子多付出一些，也能使自己轻松一些。这种状态和期望可能会增加彼此的厌烦和嫌隙，使双方的关系变得疏远。若是长期只有一方投入，这一方的精神压力将会是两倍甚至多倍于双方共同承担的压力，则会心生对另一方的抱怨，双方的关系也随之恶化。

　　每个家庭的中坚力量，主要是父母，他们不仅要处于教养孩子的家庭环境中，还要处于外界激烈的竞争环境中，这两个环境如果都是让人精神高度集中，时刻紧张，则人的精神很容易受到损伤，这不利于人的生存和发展，更不利于家庭关系的和谐。

　　（4）外源压力对家庭的影响　多动症儿童的诸多行为问题和难以管教的特点，往往会给周边的人带来许多麻烦，令他们产生很多意见。不但是孩子自身，这个家庭也接受着来自外界的质疑、挑衅和排斥的目光，这个家庭的每一个人都要接受这种社会共有的审视。外界的衡量标准通常是多动症孩子对其他孩子造成的负面影响，或是对公共环境造成的影响，或是他们自己的认知观念来评判的，往往带有主观色彩。

　　如果多动症孩子只是注意力缺陷，大多数时候只是自己的注意力分散、注意力难以集中，对周边的人影响较小，这样的行为只会轻度引起周围人的质疑，对这个家庭并没有什么大影响。如果多动症孩子有着冲动的特性，做着破坏性大、影响性大、充满着危险的事情，那所知道的人就多，受到的冷眼就多，自然这个家庭受到的压力也大。

　　不仅仅是社会的目光，家族中的目光有时候也显得不那么友善，这个家庭很有可能会受到大家族中其他家庭的排挤或躲避。很多家庭担心多动症孩子会把一些不良习惯传播给自己的孩子，而选择远离、减少甚至隔绝与多动症家庭的交往。

　　无论是社会上还是家族内部的眼光都使多动症家庭压力倍增，社会各界都应该从理解和支持的视角给予他们关心和帮助。来自各方的温暖才能使他们增加战胜疾病的决心，在他们已处于精神比较紧张的状态下有一些轻松，而不是让这个家庭在自身和外界的压力下，逐渐走向崩溃。

（5）对孩子自身的影响　多动症儿童会出现注意缺陷伴随的诸多问题，这些问题并不是自己能够控制的，会对学习和生活造成较大的影响，不利于儿童的身心健康。但很多时候家长、老师和同伴却不能理解他们，不能帮助他们，反而要批评、惩罚和取笑他们，使他们容易产生自卑、无力之感，并内化到性格中去。

多动症儿童由于注意力不集中，多动及冲动表现，会经常引起家长的训斥打骂，他们的自尊心受到伤害，常常对自己不自信，自我评价低，把自己看成是无用的人，多数孩子会出现烦躁、焦虑、不快乐、容易发脾气、情绪低落、在家很少与亲人言语，有些甚至出现自伤、消极表现。童年时的这些经历逐渐形成自我性格而固化下来，可以说会对孩子一生都产生不可磨灭的影响。

多动症儿童在学校里容易被正常的孩子取笑和玩弄，老师也可能给他们严厉的批评或是体罚，这会给多动症儿童的人际交往带来不利影响，多动症儿童可能会将自己孤立起来，这容易使多动症儿童产生自闭的不良心理。

多动症儿童在学校里的成绩大多不够理想，这使得多动症儿童产生厌学等现象，这也将造成学习成绩下降，形成恶性循环。儿童是家庭的希望，而多动症儿童在校成绩不理想，使得家长容易产生恨铁不成钢的心理，容易把自己的不满发泄在孩子身上，对孩子进行责骂、惩罚。所以，家长要管理好自己的情绪，不要让自己的情绪加重孩子的病情。老师也要做到理解和帮助孩子，引导同学们对多动症儿童的宽容和支持。亲戚、朋友、社会各界人士共同努力，促进孩子健康成长。

案例1：

* 小军，年龄10岁，男孩，小学三年级。小军爸爸是一名警察，妈妈是一名个体经营者。从出生到小学三年级，这个10岁的孩子从来没有让父母省心过，调皮捣蛋几乎成了小军的代名词，父母被他弄得是疲惫不堪。

妈妈怀孕的时候，已经感受到这是一个活跃的孩子。在妈妈肚子里的小军，胎动明显比一般的胎儿要多得多，他经常在妈妈的肚子里伸手踢脚，用独特的方式表达着他对这个世界的反应。当时父母还是很开心，觉得这个孩子一定是一个有主见、精力充足的孩子。

出生以后，小军是一个明显爱哭闹的孩子，动作多、脾气坏，说不定什么时候就开始制造麻烦。睡觉要哄半天；吃饭的时候手舞足蹈的，弄得满脸满身和满桌子满地，一片狼藉；小朋友们一起玩耍时，会抢别人东西、经常搞破坏；玩玩具、做手工、看图书都没有长期的兴趣，甚至看动画片都是边玩边看。

小军已经成了同伴中的"问题孩子"，成了经常向老师和家长告状的对象。这些情况对小军的打击还是非常大的，找个一起玩的伙伴都有点难。小军也很苦恼，他也想让自己安静一些，也想少一些动作，少一些打扰，可是身体就是不听自己的控制。

父母对小军照顾得尽心尽力、无微不至，想尽办法想让小军好起来，但是一直以来也没有比较好的办法，效果甚微。

多动症孩子对家庭、对父母的影响非常大，他们使父母时常处于焦虑的状态，使他们花大量的精力去照顾孩子，在毫无经验的情况下经常手足无措，这就要求他们有更好的态度和更多的知识积累去照顾孩子。

二、对学校的影响

学校是孩子进行集体学习的地方，学校的氛围、文化的传播、老师的教育、同伴的品行都无时无刻地影响着孩子的知识学习、品格塑造、同伴交往等身心健康的成长。学校教育和环境是孩子成长过程中长期生活和学习非常重要的因素，决定着孩子健康成长的方向，是孩子人生成长的基石。孟母三迁就是要给孩子提供一个学习和成长的优良环境。

（1）与学校教育的关系　多动症多见于学龄前儿童和学龄期儿童，学习、行为和人际交往等方面存在明显的异常表现。孩子是一个容易受周围环境影响且自我约束能力比较差的群体，多动症儿童在很多方面会干扰到他人，常常会给学校教育带来负面影响，涉及面比较广的是密切接触的同学和老师，甚至涉及同在一个学校的同学。

在学校里，多动症儿童表现出来的脑功能和行为问题的主要特征是：学业参与度低，学习技巧差，学习动机和表现欲低，自卑心理，人际交往能力弱等。在多动症儿童出现这些问题时所伴随的行为方式通常会影响学习成绩和同伴交往，而且还会干扰其他同学的正常学习和活动。

学校要处理好多动症孩子与老师之间的关系，与其他同学之间的关系，与其他家长之间的关系，要平衡好每一方的意见和需求，促进大家的和谐相处，共同帮助孩子健康成长。如果是偏袒多动症儿童一方，则造成其他孩子的伤害，或引起其他家庭的不满；如果是压制多动症儿童一方，不仅会增加该多动症家庭的压力，更不利于多动症儿童的恢复，对其日后的成长和发展都是不利的。为了孩子的健康成长，学校要权衡好这之间的利害关系。

案例2：

* 小昊，男孩，年龄8岁，小学一年级。小昊是一名"与众不同"的学生，不受大家欢迎，没有朋友。

虽然已经上小学半年了，但规则意识很差，不遵守纪律，没有上下课的概念，打扰其他同学，极其好动。注意力不集中，容易受身边的事物所影响。自控能力差，并常伴有某种习惯性小动作，如咬指甲、吸手指、抠鼻子等。老师经常要投入很多的精力来看管他，同学也不愿意和他交往，更不愿意和他同桌。

上课时，很难专心听讲，经常打扰他人，有时还离开座位走出教室。不管是做早操还是放学总喜欢插队，自己想站哪里就站哪里，又推又挤。

小昊的表现让老师非常头疼，同学们也不愿意和他一起学习和活动。长此以往，小昊变得有些孤僻、自卑，越来越不合群了。老师为此多花了很多心血安抚其他同学的家长，动员同学一起来帮助小昊，把他父母叫来商量对策，但还是收效甚微。现在父母、老师和同学都不知道怎么办了，遇到了极大的挑战。

（2）对学校管理的影响 多动症儿童在学校里不遵守纪律，经常破坏课堂秩序，影响教学成果，给老师的班级管理和学校的行政管理造成许多不利的影响。班级里有一个多动症儿童，那这个班接受的目光就变多了，大家不但关注这个学生也关注这个班级的动态，班主任需要花更多的心思来管理该班级。

多动症儿童不遵守学校纪律，动来动去，破坏了班级的学习环境和学习氛围，影响了周边同学的听课效率和学习习惯，给同学的学习生活增加了很多的干扰因素。就算是正常孩子也存有一定的好奇心，身边的同学频频有一些小动作或有一些怪声音的时候，好奇心会驱使他去看看发生了什么事，导致上课分心，很容易受到老师的批评。

注意力不集中的多动症儿童上课不能坚持认真听讲，很容易受到外界的刺激而分散注意力，注意对象频繁地从一种活动转移到另一种活动。在课堂上常常东张西望，心不在焉或凝视发呆，有任何声响都要探头张望。他们做事不能全神贯注，经常粗心大意，忽略细节，还会经常遗失一些学习的必备物品。遵守课堂纪律对多动症儿童来说有相当大的难度，而老师则要经常注意和管教这样的孩子，以免影响他自己以及周边同学的学习。

活动过多的多动症儿童常常手脚动个不停，即使在需要安静坐着的场合也很难坚持，任何周围的物品或者身边的衣服都可以作为做小动作的工具，玩手、咬指甲，或者在座位上扭来扭去，常常把桌椅弄出声响，影响课堂秩序。有时会不停地碰触身边的同学，拉别人的头发或者衣服，引起别人的注意，干扰其他同学的学习。在教室或者其他不该动的场合，常常未被允许而离开座位，随便走动，甚至走出教室。这样的孩子波及的范围更大，全班同学都可能受到干扰，老师不得不停下来去制止，不仅浪费上课的时间，更会打扰老师上课的节奏，使课程的进度有所减慢。

冲动问题的多动症儿童容易受外界刺激而兴奋，任性幼稚，行为唐突，做事不假思索，不考虑后果，全凭冲动行事。在课堂上，老师常常还没有问完，他们就抢先回答，经常使老师上课的进度被破坏，节奏被打乱。

存在品行问题的多动症儿童可能会对他人造成伤害，给老师教育和学校管理带来很大压力。有些造成严重后果的情况还会使学校的名誉受损。作为学校要采取合适的方式来处理这类事情，不能一味地惩罚，不顾及对患儿的伤害。对待老师，学校要给予适当的引导和安抚，从行政管理上给予一定政策支持，调动老师教学和管理各类学生的积极性。

案例3：

---

* 小巍，男孩，10岁，小学三年级。小巍在上幼儿园的时候就表现出多动冲动，不遵守纪律，经常和小朋友发生冲突，因为把小朋友眼角打伤而转学。

一年级新生入学的时候，小巍就已经引起了老师的注意。他的眼神里总是透着敌对的神情，老师对他关心地询问，总是低着头没有回应。二年级已经在课堂上闹得天翻地覆，老师的批评劝告无效，喜欢由着自己的性子来。

三年级有一段时间被委任为值日组长，原本以为他能够以此来约束自己，起一定的带头作用。可是他对待同学的方式比较粗暴，总是用尺子敲打同学的课桌，要求其他同学接受自己的管束，可他自己却抵触老师的管束。

由于反抗情绪比较大，老师让他改任体育委员，并告知他改任的原因，希望他在新的职务下能改掉不良的行为习惯。可是，他还是约束不了自己，甚至在体育课上带头违反纪律，不听体育老师的指令，最后只能撤掉了他的职务。没有了职务之后，小巍旺盛的精力更是肆无忌惮地发泄，严重干扰其他同学的正常学习，经常和同学发生激烈的冲突。

（3）对教学质量的影响　多动症儿童由于自身病症的原因，注意力分散，活动增多，冲动易怒等问题，分配给学习的时间和精力均明显减少，学习效果和学习成绩大多比较差。他们注意力分散，活动范围大，老师要时刻加以注意，但是老师的精力毕竟有限，加上多数的中小学课堂都是大班制，多动症儿童不但自身学习不好，还会影响其他儿童的正常学习。

多动症儿童大多有学习困难的特征，与智力低下儿童的学习困难不同，这些孩子智力水平在正常范围。多动症儿童学习困难的原因有多种，包括注意力分散、动作多、意志薄弱等。注意力分散时上课东张西望，心不在焉，似听非听，注意力不能集中在老师的讲课内容，对老师布置的作业经常出现遗漏、倒置和错误，学习成绩自然就差，但对其他同学影响不是太大。动作多且伴有冲动的孩子不仅自己不能正常听课和做作业，还会影响其他孩子的学习，也会影响老师上课的进度和节奏。意志薄弱的孩子畏惧困难，遇到不懂不会的问题缺乏毅力和耐心去解决，甚至会逃避学习的压力，明显影响成绩。家长和老师可能会想尽办法来帮助孩子提高成绩，但往往事与愿违，付出与回报远远不成比例，这也是家长和老师头痛不已的重要原因。

多动症儿童在学习中表现的问题不仅让老师难以招架，更让同学难以集中注意力学习，听课效率下降，上课质量也下降。儿童正处于行为塑造、性格形成的时期，受周围环境的影响较大，近朱者赤近墨者黑，容易互相影响。其他同学也很容易受到影响，而效仿多动症儿童的行为，引起老师、家长和同学的反感和敌对。

多动症儿童对学校的影响不可忽视，但是也引导着老师在因材施教的教育水平上发展，要求同学向有规矩、有耐心、有包容心的品德上发展，更要求这所学校在理念和实践中不断进行完善和发展。

案例4：

* 小轩，男孩8岁，小学一年级。小轩在幼儿园就表现出了明显的多动、脾气暴躁，经常和小朋友发生冲突。上课坐不住，经常大喊大叫，扰乱他人，是最让老师头痛的孩子。

刚上小学时，小轩在学校里没有纪律意识。上课的时候小轩小动作不断，还不时去拿同学的书本、文具，人家不给，他就跟同学发生争执，甚至打同学。

老师管教他的时候，大声争吵，有时候还痛哭流涕，好像受到了天大的委屈。由于他强大的破坏力，课程根本无法正常进行，老师无法教学，同学无法学习，教学质量更是无从谈起，整个班级的学习进度和学习质量都被拖了后腿。

很多家长受不了小轩对其他孩子学习的影响，要求小轩转学，学校为此做出了很多努力，经过多次调节和协商，小轩父母带他去医院诊断和治疗，并给予一个学期的缓冲时间，在这段时间里，小轩被安排在最后一排，一个人单独座位。

后来，小轩父母带他去医院检查，诊断为多动症，在医生的建议下进行药物联合行为训练的综合治疗手段，经过一段时间的治疗，小轩有了一定的改善。

（4）对人际关系的影响　多动症儿童顽皮任性，问题较多，出现行为、学业和人际交往等众多问题，不但影响自身的成长，给周围同学带来较多麻烦，还给老师带来额外的工作负荷。往往与同学、老师的关系不佳，容易造成师生关系、同学关系的不良影响。

老师的工作是要面对几十个学生，工作压力本身就比较大，班级里如果有一两个多动症的学生，那老师的压力就会无形中增加很多，干扰老师的正常教学，使他们心力交瘁。老师上课的节奏老是被打断，会让老师自身产生焦躁、生气的情绪。更严重的是对新老师的影响，在还未能熟练掌握上课节奏前，老是以这样那样的理由被打断，难以把握上课节奏，影响上课进度和效果。大多老师采用打压式管理，给出一些控制性和命令性的要求，难免会出现老师气愤和学生敌对的情况。

师者传道授业解惑，职责神圣。在学校里老师对学生的影响非常巨大，消极的师生关系给学生的影响是负面的，这种影响会伴随孩子的成长，甚至学习态度、思维方式和人际交往以及人格的形成。积极的师生关系可以提高孩子的学习和社会适应能力，这不仅仅在短期内会产生影响，甚至会对孩子产生长久的影响。在童年时期被诊断为多动症的成年人表示，老师的友好关爱和耐心引导会成为帮助他们克服童年问题的关键因素，是黑暗中的启明灯。

多动症儿童希望拥有温馨的伙伴关系，但是不具有良好的社交技巧，不听别人的话，好争辩，有敌意，容易冲动，行为不可预测，与同伴玩耍时常常不能遵守游戏规则，与人打招呼时常常冲动性地触碰别人的身体，说话时常常会说一些让人不舒服的字眼，再加上课堂上常常会受到老师的批评，被同学认为是有问题的孩子，不愿意与他们相处，都躲得远远的。这样会导致多动症儿童自尊心受到伤害，常常出现不自信，自我评价低，把自己看成是没用的人，因此出现一些情绪问题，害怕上课，不交作业，逃避考试，甚至逃学，害怕面对老师，对学校恐惧。所以，同学们与多动症儿童交往时，要理解、要宽容，不能一味地排斥他们。

多动症儿童相比他儿童表现出较少的给予、合作、分享和分担行为，人际交往方面存在手高眼低的现象。在人际交往过程中，师生关系和同学关系容易变得紧张、恶化，这会使本来就差的学习成绩和社交技能变得更加无所适从，从而削弱他们的学习动力和学业参与度，打击他们的自信心，甚至导致他们学业失败和人际交往退缩。

案例5：

* 小欣，女孩，9岁，小学二年级。小欣患有多动症伴抽动，二年级转学到一所新学校，小欣的到来给班主任带来了巨大压力和挑战。

刚开始小欣除了调皮，成绩还不错，可能跟班里同学还不熟悉，她只会自己上课不停地动，或者干脆不听课。班主任时常找她谈心，给她鼓励。

小欣转学到这个新班级半个月以后，逐渐和同学熟悉了一些，就不再像开始时那么有所顾忌了，有时候会出现争议和冲突，开始出现打人骂人，有时候还会吐痰，还不断给同学起绰号，班级里的气氛变得紧张和不安。同学都不愿意和小欣相处，没有人愿意和她同桌，老师只好把她安排在最后一排，一个人一个位子。

班主任课间休息的时间往往成了处理同学矛盾和冲突的繁忙时刻，而且这些琐碎的事让老师有些心烦意乱，关键是老师的办法和努力好像没有什么成效，严重打击了老师的自信心。

三、对社会的影响

多动症儿童的注意能力、学业学习、手眼协调、同伴交往等方面不如他人，难以获得认同，反而常常受到打击，容易对家长、老师和学校产生敌意心理，更为严重者则会产生仇视社会的现象，做出种种违规甚至是违法的事情。

但他们也有自我成长和实现自身价值的内在需求，有时候他们更愿意做出一些奇怪的行为，以期望引起家长、老师和同伴的注意，引起被关注，获得一定的归属感。而生活中许多家长和老师容易采取责骂的方式，在一定程度上满足了儿童期望引起他人注意的需要，进而强化了他们的行为。这样的互动方式让多动问题进入了恶性循环，病症越来越严重，危害也越来越严重。

（1）社会秩序的破坏性影响　多动症儿童由于行为控制能力差，对环境中的抑制信息反应缺乏，难以接受约束和控制，容易违反社会常规，常会出现违抗性和攻击性行为，甚至会出现反社会性行为。这些难以控制的行为严重扰乱了公共秩序，而且这种扰乱容易造成社会紊乱，甚至出现生命的损害。

冲动型的多动症儿童参加游戏活动不能耐心等待轮换，要么抢先插队，要么弃而不做；喜欢爬高翻越栏杆，在行驶的车辆前会突然横穿马路，不顾危险上蹿下跳，心血来潮，想干什么就干什么，存在巨大的潜在危险，甚至生命安全。

伴有品行问题的多动症儿童可能存在攻击性行为、对立违抗行为和持久性反社会性行为等众多问题，会对周围人群的安全造成威胁，不论是财产安全还是人身安全。

在陌生人群不知情的情况下，对多动症儿童存在的破坏性行为会有辱骂嘲讽等情况，会引起孩子情绪低落，自卑心理，导致病情加重。他们破坏社会规则，无视他人权益，通常会带来很多危险，引起他人的愤怒而引发一些不可预测的事情。

案例6：

小峰，男孩，12岁，小学五年级。在幼儿园时就喜欢经常跑动，不合群，易怒，常有打架行为，理解及表达能力也比同龄儿童差。

上小学的时候，父母外出打工，小峰和爷爷奶奶一起居住。他在学校里是出了名的调皮孩子，经常和同学打架，让老师非常头疼，但也没有什么好办法。

三年级时，小峰因经常上课走来走去，打扰老师上课，还和同学打架，跟不上学习进度，后来转学到一家民工子弟学校。五年级时，多动情况越来越严重，学校建议小峰休学调养一段时间。

现在，小峰平时一个人在家，有时自己跑出家门，上街会突然大叫，做武术动作来引起他人注意。小峰经常有偷窃行为，邻居家开着门或把东西放在走廊，他会拿去变卖。最近小峰又出现了新情况，表现为有性好奇，会在大街上掀女生裙子，从后面抱住女生。有时候还因为一些琐事和别人打架。小峰的行为不但给家庭带来了困扰，还给社会带了许多危害。

（2）存在难以预期的社会隐患　尽管多动症儿童长大后，一半以上多动现象会自行消失，但还是有很大比例的多动症儿童一些症状无法得到缓解，甚至有加重的现象，如注意力不集中、冲动任性等问题都会持续长期存在。

多动症儿童若在幼年没有经过良好的教育和改正，在他的成长过程中，又沾染上不好的社会风气，因其自控能力差，容易受到刺激而出现欺负弱小、偷窃、抢劫等不良行为。青年时的多动症会表现为学业荒废，社会适应不良，情感幼稚，打架斗殴等问题。在成年之后也会有容易焦虑，自尊心差、冲动易怒，人际关系紧张，人格缺陷等问题，缺乏成就，网瘾、毒瘾和犯罪率也明显增加。

多动症必须进行康复治疗，绝不能掉以轻心。如果得不到及时有效的治疗，将对孩子的健康成长产生极大的负面影响。注意力分散、多动冲动等病症严重影响学习、生活和人际交往技能，各方面能力的发展均受到限制。最终出现文化程度不高，缺乏技能，对学习工作不认真，任性，冲动，人际关系不好，加上一些不良习惯的影响，很难适应社会，也不受社会欢迎，严重者可能出现人格扭曲，容易走上歧途。

社会各界联动起来，共同努力，帮助多动症攻克难题，共渡难关。家长需要控制自己的情绪，不但要满足孩子生活和安全等方面的基本需求，还要满足孩子成长的心理支持。老师要调整教育方法，理解学生，给予学习、生活和心理上全方位的关爱。同学接纳和理解他们，多给予一些友善的鼓励。社会各界达成共识，营造一种温暖的家庭氛围，适宜的学校环境，文明的社会环境，促进多动症患儿的康复和成长，减少他们带来的危害，这是一件多赢的事。

多动症对家庭、学校和社会的影响是多方面的，成都商报曾经报道了一个多动症的案例，包含了很多令人深思的多动症现状和解决问题的思维途径，引起了社会各界的共鸣。

案例7：

2016 年 4 月，成都商报发表了"用退学来解决'多动症'问题合适吗？"的报道，引起了社会强烈反响。这是一个父亲对儿子的拯救，也是其他孩子及家长如何与"特殊孩子"相处的考验。

事件的起因是一封 43 名家长签字并按下红手印的联名信，递交给了成都某小学的校长手里。信的最后一句清楚地表达了诉求："建议劝退该名学生"。

而"该名学生"就是强强（化名）。大约五年前，这个孩子被诊断患有轻度智力障碍和混合型多动症，直到当前还存在明显的行为问题，对其他孩子的学习和生活造成了较大的影响。

强强的爸爸说："这不是孩子的错。作为父亲，我不能放弃他。"他不同意孩子退学，宁愿半工半陪读换取其他家长的妥协。

学校方面的态度是一个孩子都不能少，给予孩子更多耐心和包容，也对全班同学的成长有所帮助。

在强强心里，爸爸既友爱又威严，无论他如何顽皮捣蛋，爸爸总有法子制住他。但不在爸爸的管束下，他就难以控制。爸爸不止一次对强强提到过："你知道打人是不对的吗？"强强点头，但不久后他的老毛病就又来了。

让人感到意外的是，约束强强的攻击行为，同学小威做到了，他是为数不多能和强强和平相处的孩子。两个小男孩最喜欢一起打乒乓球，开始游戏前，小威会和强强订立"约定"，"我跟你一起玩，但你不能打我，不然我也会打你的"。这个约定似乎"威慑"住了强强，同窗五年，他们没发生过一次打闹，但强强还是会控制不住自己，摔坏小威很多支钢笔。在交往之初，小威不自觉地强化了"规则意识"，把"一起玩"作为强化物，这是强强最想要的，最不愿意舍弃的。相比起其他奖励，遵守小威的规则收获朋友，所以对约束更有效。

因此，多动症的孩子需要恰当的技巧和恒久的耐心来进行行为矫正，适当时候需要求助专业人士来共同解决。问题行为的产生不是天生的，而是人和环境相互作用的结果，强强的亲人、老师、同伴及同伴的家长，乃至整个生活、学习和社会环境都需要分析原因和寻找对策，要让人们意识到，这种参与不仅是帮助了强强，也是帮助他们和孩子一起成长。

在这个案例中我们看到了一个较为成熟的多动症家长的焦虑，换言之，若是在一个不成熟的家长和家庭中，会造成很大的伤害，也会造成很大的社会破坏力。我们还看到了一个多动症孩子对学校的影响和对老师、同学的影响，也看到了学校教育的内涵和老师、同学的包容，以及社会人群的理解和认识。可见，一个多动症孩子不仅是一个家庭的"隐形炸弹"，也在社会生活中有着不可小觑的影响。因此，不仅要从孩子自身的角度出发，结合病症和心理学知识解决孩子躯体和心理发展问题，还要从家庭、学校和社会角度全面衡量，调动社会各界的力量，提高认识，共同努力促进问题孩子的健康成长。

下篇

儿童多动症的行为矫正及干预治疗

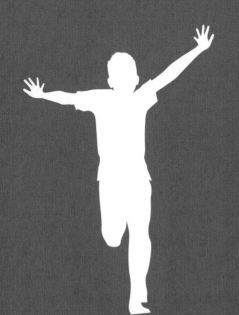

第七章
家庭治疗对儿童多动行为的影响

"有其父必有其子""龙生龙、凤生凤，老鼠的儿子生来会打洞""不是一家人，不进一家门"，这些大家耳熟能详的语句都在描述家庭对孩子的影响。每个人都来自于家庭，借用精神分析理论里的一个词"容器"。家庭就像一个容器一样，孕育每一个生命，并承载着每一个生命个体的生长和发展。家庭对个体心理发育影响的重要性在多个理论流派都被重视和强调。精神分析理论认为人在幼年时期和别人互动的所有模式几乎都已经形成了，以后只是不断地重复而已。人本主义认为个体在成长过程中和家庭成员之间的互动过程同时也是一个戴面具的过程，如果抚养者可以让孩子有自由发展的空间，那么孩子的潜力通常不会受到限制，孩子的心理更健康，能够做真实的自己，并追求自己想要的生活。笔者越来越认同家庭治疗对孩子症状缓解的作用，但并不赞同"孩子的问题就是父母的问题"这一说法。孩子的个性形成和发展受到父母、学校、老师、同学、社会等多方面的影响，是相互作用而形成的。本章主要介绍家庭治疗的理念和技术，希望读者可以从家庭治疗的视角解读多动症儿童问题的成因，并从家庭角度寻找解决办法。

一、家庭治疗的基本原理

家庭治疗是以"家庭"为对象而施行的心理治疗。家庭治疗不注重家庭成员个人的内在心理构造与状态，而是把焦点放在家庭成员之间的人际关系上。就是将存在的问题从个体转向关系的角度去考虑。从家庭治疗的视角，多动症儿童的行为问题是由于家庭成员之间不良的交往模式或者不良的家庭结构引起、维持和发展的，可通过改变家庭成员之间的交往模式或者家庭结构来改变儿童的行为问题。所以，家庭治疗主要是从"家庭系统"的角度解释孩子症状和家庭成员之间的关系，基于家庭的改变来促使孩子症状的改善。

（一）家庭治疗的理论基础

家庭治疗对问题本质的假设，对家庭模式的看法，对干预策略都与其他心理治疗方法大不相同。家庭治疗代表性的学派有结构式家庭治疗、系统式家庭治疗、策略派家庭治疗、经验性家庭治疗、精神家庭治疗、认知行为家庭治疗等。不同的学派有不同的理论基础，但也都拥有共同的理论依据，其中最重要的就是系统理论。系统理论的观点认为，世界上所有的现象都是系统构成的，并且每个系统之间都有着密切的相互关系。任何小系统的变化，都会影响整个大系统的变化。大系统的变化也会影响小系统的变化。系统理论运用于家庭治疗，就是把家庭看成是一个系统，将家庭成员看成系统的组成部分，并认为家庭中每个成员都有自己的内在模式。内在模式决定家庭成员的行为，同时每个家庭成员的内在模式也会影响其他家庭成员的内在模式和外在行为，同时也受其他家庭成员的内在模式和外在行为影响。家庭成员之间的交互反应是一个相互影响的网络，一个家庭系统中每个成员的态度、行为都紧紧地、长期地、交互地、永无止境地循环且彼此关联在一起。根据系统理论的家庭观点，从个人的内在精神状况分析某个家庭成员的病态心理和行为将不再是正确的和必需的。

家庭治疗的另一个共同理论基础就是控制论。系统要维持一种平衡状态，系统内部的各个层次的系统除了相互影响之外，每个层次的系统还会依照和遵循平衡的原则。当家庭成员彼此之间靠着信息的交换、言语、表情、手势等回馈动作，表示不平衡的状态发生时，系统具有一种回复平衡的趋势。其中，负向的回馈以一种削弱的作用来帮助保持平衡，正向的回馈将加速偏差而引起更进一步的变化。例如，在家庭中，一个孩子因为写作业速度慢被妈妈批评，孩子觉得作业太多了，妈妈觉得是孩子拖拉造成的。负向回馈中，妈妈意识到自己应该停止这样的无效争论，否则孩子的症状会更加严重。而正向回馈中两个人都不计后果，争论不断升级。由此可见，在多数问题儿童的家庭中，家庭系统进行的正向回馈更多，从而使系统维持了一种病态的平衡。而家庭治疗的功能就是打破病态的平衡，塑造出健康的、良性的平衡。

（二）家庭治疗的基本概念

（1）家庭生命周期　我们每个人从出生到死亡的过程中会经历不同的时期，接受每个阶段的挑战，过渡到下一个阶段，称为人的生命周期。家庭从形成到解体，也有生命周期。家庭治疗的生命周期观点为我们对孩子的理解多了一个角度：当孩子出生、上学、青春期等，不仅仅孩子需要适应新环境，整个家庭都必须重新调整。如果单纯当做孩子的问题，只是让孩子去适应，家长还是停留在原来的阶段，势必出现问题。例如，孩子出生，父母还是停留在原来的二人世界中，我行我素的生活状态显然是不可行的。对于多动症的孩子而言，更需要整个家庭的调整帮助孩子康复。

20 世纪 40 年代，社会学家 Evelyn Duvall 和 Reuben Hill 开始把发展性的结构图应用于家庭。家庭治疗师 Betty Carter 和 Monica McGoldric 加入了多代际的观点，使家庭结构图更加丰富（表 7-1）。

表 7-1　家庭生命周期阶段

序号	起始	继续发展所需要家庭做出的调整
(1)形成	结婚	(1)形成婚姻系统 (2)重新调整与扩展家庭和朋友的关系,使配偶参与其中
(2)扩展	第一个孩子出生	(1)调整夫妻系统,为孩子留出空间 (2)共同养育孩子,面对经济和家务等问题 (3)重新调整与扩展家庭的关系,纳入父母和祖父母角色
(3)稳定	最后一个孩子出生	同上
(4)收缩	第一个孩子离开家	(1)重新调整夫妻系统 (2)与长大的孩子建立"成人-成人"关系 (3)重新调整人际关系,准备纳入新的成员(孩子的伴侣、孩子的孩子等)
(5)空巢	最后一个孩子离开家	同上
(6)解体	配偶一方死亡	(1)应对失去配偶、兄弟姐妹和其他人 (2)发掘新的家庭和社会角色 (3)为死亡做准备

需要认识到的是，家庭生命周期这个概念真正的价值不是要知道某个阶段的正常标准是什么，而是认识到家庭在生活中周期的变化中经常会遇到问题，并需要调整。问题通常是一个标志，这个家庭在面临变化的时候，无法通过自身调节适应环境变化，而不是家庭功能失调。

和个体的生命周期一样，家庭也是动态发展的，经历不同的家庭阶段。在每个发展阶段，家庭有着特殊的心理课题和心理问题需要去应对。例如，第一个孩子出生对家庭的冲击往往较大，不仅仅面临孩子的养育问题，还有家庭成员组成的变化。在中国的家庭中，一个孩子出生，往往是老人带孩子，两口之家升级为 4~5 个人，这些家庭成员之间的相处以及角色转换，都是需要去面对的问题。

（2）症状的意义　从家庭治疗的视角来看，孩子的症状对家庭具有稳定作用，也就是说孩子的问题是有功能的。举一个孩子口述的例子：从记事起爸爸妈妈就经常吵架。有一次吵架特别凶，我就拿着刀冲到他们面前说，你们再吵我就死给你们看，他们就都不吵了。在家庭中，孩子出现问题往往会让父母的冲突停下来去处理对家庭来说更为重要的孩子问题。孩子的问题也会促进父母之间的交流、商谈，暂时把夫妻之间的问题放在一边，暂时维持了家庭的稳定。

（3）互补性　互补性是人和人际关系的主要特征。在人际关系中，一个人的行为都是与其他人的行为联系在一起的。如果一个人改变了，关系就改变了，另一个人自然会受影响。如同你和一个人走路，如果走路过程中你接了一个电话，速度慢了下来，另一个人自然也随着慢了下来。所以在家庭治疗的视角下，听到家长抱怨孩子的问题时，我们通常要考虑到互补性。

案例1：

* 小米，爸爸妈妈和孩子一起走进治疗室。坐下开始妈妈就抱怨小米有多难带，不听话，总是惹麻烦。爸爸在边上表示认同。小米伴随着妈妈的唠叨在房间里找他感兴趣的东西，先是到沙盘中弄一弄沙子，然后去看看沙具，再跑去生物反馈仪上弄一弄耳机……

从互补性的视角考虑，孩子和家长的互动中，孩子只占一半。孩子被认为难带，还有一个角度说明家长带孩子的方法需要调整。家长期待孩子可以调整行为变成一个好管理的孩子。但是如果爸爸妈妈不改变管理模式，孩子可能一直用原有的方法应对。在笔者和女儿做作业中有一次反思。孩子要背诵一篇英文短文"Rainbow"。一个非常简单的英文绘本，在我看来 30 分钟足够了，但是孩子却一个句子都没有背完整。我觉得她不认真，但是从互补性的角度看，我需要调整方法。于是我们用画画的方式，画出了 Rainbow 每一页的故事，然后我们一人一句用游戏的方式对话，她很快就背下来了绘本。互补性让我们看到家庭成员之间的相互影响。

（4）循环的因果关系　在家庭治疗之前，精神病学的解释是线性的模型。过去的事件引发了疾病、情绪或者冲突，最终导致了症状。循环的概念，帮助我们看到一件事情是由过去发生的引发、转变到现在发生的事情，循环反馈回路引发的。线性思维可以很好地描述物体，但是对于有生命的事物来说不是一件好模型。例如，我们扔一个石头，用线性思维的方式，可以精确计算出石头的轨迹，甚至可以预知它在哪里着地。但是如果家长向孩子说出一个要求，通常不能预知孩子的回应。孩子的回应又会影响家长和孩子的互动。

很多家庭都希望找到问题产生的原因，并确定谁为此负责。循环因果关系的观点认为，不需要分析到底是谁引发了什么问题。问题是由一系列正在进行的行动和反馈维系的。谁引发的不重要，不必回到起因那里去改变互动循环。这一观点可以帮助家庭着眼于改变现在的互动，而不是纠缠于过去的成因。

二、家庭评估

评估的重要性就相当于提供给射击手一个射击的靶子。如果没有靶子，不知道向哪里瞄准。如果靶子有靶心的标志就更加聚焦了。在家庭治疗当中，评估非常重要，通过评估可以了解到是什么引发了孩子的问题，是什么促进了孩子的问题发展，是什么阻碍了孩子问题的解决。家庭评估应该包括对儿童问题的评估、家庭互动模式评估以及改变方式评估。

（一）儿童问题的评估

在对儿童问题评估的过程中，需要从家庭治疗的视角，将治疗转化为家庭治疗的一个步骤。通常的思路包括：关注儿童的能力范围；对家庭认定的问题重新赋意；探索症状本身的表现方式；探索症状出现的家庭背景以及家庭其他成员与儿童的问题是否类似。

因为问题存在而否定孩子的全部是多动症儿童家长常见的状态。所以在对儿童问题评估的时候，需要注意孩子的能力部分，而不是只聚焦于孩子的问题部分，这样可以更加客观地对待孩子。在心理咨询中有一句行话，谁来咨询对谁工作。在家庭治疗中针对儿童的问题咨询一个常见的现象是，家长把孩子当做一个问题儿童带来，希望通过咨询改善孩子的行为。也就是说，家长通常认为孩子是那个需要改变的人，是有问题的人。此时在家庭中就有一个忽略的事实，孩子有能力的部分。即便孩子有多动症的核心症状，但是孩子还有他做得好的地方。

案例2：

---

　　* 多多，小学 3 年级。多动症诊断 1 年时间。刚开始在班级还能维持正常的课堂秩序，最近出现了在课堂上和同学讲话，干扰其他同学上课的现象，有时候甚至在教室走动。老师要求家长陪读或者休学。家长带孩子来咨询的时候，先是说了孩子的各种问题。这些问题似乎说不完。如果让家长一直说下去，孩子就觉得自己好像一无是处，就是一个被治疗的对象。但是当先不谈症状，问到孩子的优点时。妈妈讲到孩子钢琴 5 级，羽毛球校队队员，是学校奥数社团的组长，学校奥数竞赛一等奖。谈到这些的时候，孩子听到自己的优点，似乎有一种尘封已久的一部分自己可以浮出水面的感觉。

　　接着以上的积极视角，我们再来对症状进行重新赋意。无论医生还是家长，我们都希望症状被消除。恰恰是作为一个应该被消除的症状，我们忽略了症状的积极方面。症状之所以维持，是因为它具有一定的功能。例如，在一个对学习成绩高要求的家庭里，孩子注意力不集中的症状可以为不理想的学习成绩提供一个很好的理由。当家长把关注点放在孩子的"注意力不集中"上，似乎找到了孩子学习成绩不好的根源，孩子也有了一个合理的解释"如果我的注意力能集中，我的成绩肯定能好"。于是"注意力不集中"这个症状缓解了一家人的焦虑，维持了家庭系统的平衡。从这个角度看，"多动症"这个问题在家庭中似乎也具有一定的现实意义。

　　再从系统理论的角度看待"多动症"这个问题的意义。作为一名高校教师，学校大部分教师都要承担班主任工作。大家达成一个共识，就是自己带的班级里有一个所谓的"问题学生"就很头疼了，有两个堪称中奖了，三个基本业余时间就没有了。之所以称为"问题学生"，并不是对学生有歧视，而是指通常这些学生不能做到自主安排好大学期间的学业和生活。例如，"学困生"指经常挂科，在留级或者退学边缘的学生。这些学生大部分是专业不喜欢，学习没兴趣导致，而不是真正的学业跟不上。需要经常进行鼓励，帮助他们正确看待自己的学业。再例如患有精神疾病的同学（抑郁症、强迫症、双向情感障碍等），不仅要多关注学生自身，还需要关照周围的同学多给予关心和照顾。也经常听到中小学教育工作者讲班级里最费心的其实是学习成绩排在后边的，上课不注意听讲，调皮捣蛋的学生。反倒成绩好的孩子不用费太多心。

　　在上述描述中，我们不难看出一个现象。就是学生的问题越多，老师的关注越多。老师的关注多，自然也会和家长沟通，导致家长对孩子的关注增多。也有家长提出疑问，现在的孩子不都是不喜欢家长管么？怎么可能通过症状来吸引家长的注意？本质上没有一个人是希望自己被忽视的。人具有社会属性，有归属的需要。例如，发朋友圈，如果一个点赞和回复都没有，你会怎样感觉？如果一直发，一直没有人回应，还会一直继续发吗？我想不会了，如果真的是写给自己的，就选择"仅自己可见"了。从表面来看，被批评、被管束是孩子不喜欢的。但是从深层次来看，孩子在被批评、被管束的同时，也获得了家长和老师的关注。

（二）家庭互动模式评估

每一个孩子都不是独立生活的，互动模式评估的重点是着力探索家庭成员的哪些言行导致了问题的持续存在，并帮助家庭成员看到他们的行为是如何维持问题的。每个家庭成员都愿意为这个家庭变化而努力，因此在日常生活中每个人都是按照自己认为"好"的方式在和家庭成员互动。当孩子出现问题的时候，家长通常会扪心自问："我到底做错了什么？"有些家长找不到原因更加焦虑，有些家长因为发现自己的问题而变得自责，无论是焦虑，还是自责都会影响家长和孩子的互动，但对改变孩子的症状这两种情绪并没有什么益处。家庭治疗师会通过评估让家长看到，他们是有能力帮助孩子的，家长也会愿意改变互动方式来促进孩子的改变。

案例3：

＊小文，男，小学三年级，弟弟幼儿园托班。每次都是爸爸或者妈妈带两个孩子同时来做生物反馈训练。哥哥在做生物反馈治疗的时候，弟弟在边上玩沙盘。无论在爸爸还是妈妈的口述中，哥哥都是一个"暴力"的孩子，动不动就打弟弟。而在治疗室观察到的是，通常在训练开始之前两个孩子会先去沙盘室一起玩，哥哥拿起的沙具弟弟一定要，并说"这是我的"。哥哥如果不给他会过来抢，然后哥哥会绕着沙盘跑，弟弟一边追一边哭。这个时候爸爸或者妈妈看到了就会过来制止。哥哥非常不情愿地坐在椅子上，开始接脑电电极，在此过程中弟弟会时不时跑过来，哥哥因为坐在治疗椅上，就用脚踢弟弟。爸爸妈妈的做法是过来拉走弟弟，然后让哥哥"好好训练"。而训练开始，弟弟就去玩沙盘，当哥哥和治疗师待在一起的时候，并没有过多的冲动行为。训练结束，哥哥会冲进沙盘室，此时弟弟也变得兴奋起来，像一个准备战斗的小卫士，用自己的手尽可能捂住沙盘，捍卫自己的领地。此时哥哥如果过来一起玩沙盘，就会重演训练开始前的一幕。

让这个家庭看到，哥哥的冲动行为也有弟弟的参与，与爸爸妈妈对哥哥负面评价的强化有关，对于改善哥哥的问题是非常重要的。

（三）家庭改变模式评估

在此过程中，需要探索家庭成员中谁需要改变、改变什么、谁愿意改变、谁不愿意改变。评估的目的，是让家庭成员和家庭治疗师一起去发现家庭所处的困难，探索家庭的资源。

在小文的案例中，哥哥的确存在多动症临床核心症状，但他的行为问题是否和这个家庭的互动有关？他的攻击行为是否和家庭成员之间的互动有关？当爸爸妈妈看到正常的兄弟竞争是如何演变成哥哥的问题行为的，他们愿意改变他们的互动去做尝试。父母反思到自己的行为，当两个孩子发生冲突的时候，下意识的认为就是大的欺负小的，都存在过度保护小儿子的行为。而在哥哥的行为问题处理过程中，也夹杂了自己的内在要求，类似于"恨铁不成钢""不够懂事""学习不能自主"等。当父母不再配合孩子的问题行为，也就打破了原来的循环。

从家庭的情境中来看待孩子，就像在黑暗中的一盏灯一样，问题开始变得清晰起来。我们会清晰地看到家庭是如何导致孩子的问题，如何维持孩子的问题，以及如何解决问题。

三、家庭治疗的主要技术

家庭治疗发展至今已经形成非常完善的治疗系统和治疗技术，这里着重介绍对于家长容易使用的技术以及针对多动症儿童家庭治疗较为实用的技术。

（1）家谱图　绘制家庭的家谱图是家庭治疗师的必备技能。

家谱图提供一个清晰的脉络给家庭治疗师，同时也可以让家庭成员看到自己的家庭代际之间的关系和影响。现代社会人员的流动性越来越大，像过去一样几代人或者家族大部分成员都居住相近地方的情况越来越少见了。笔者在学习家庭治疗的过程中，通过绘制自己的家谱图，了解到很多原来自己不知道的家族信息。并没有做什么特别的干预，但是了解了一些信息以后，可以帮助自己更好地理解自己、理解父母以及家族的亚文化。对于多动症儿童家长，通常建议以患儿为开始，向上绘制三代的家谱图。

案例4：

＊多元，男孩，小学五年级，二年级的时候诊断为多动症。父母担心药物不良反应没有进行药物治疗。虽然可以正常上学，但成绩非常不理想，经常是班级最后一名，父母非常苦恼。

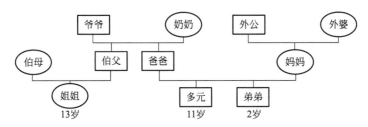

图 7-1　多元家谱图

　　妈妈对绘制家谱图非常有兴趣，如图 7-1 所示，妈妈绘制了家庭三代的主要成员。妈妈分享了自己在绘制过程中的许多体验和发现，最重要的是她发现孩子出现问题行为的时间，和弟弟出生的时间非常相近。在后续的咨询过程中，家庭的互动模式也越来越清晰。多元一直是独生子，但是当二胎政策放开以后，妈妈怀了二胎。伯父家是女孩，所以爷爷奶奶和伯父经常和他开玩笑，如果妈妈生了一个弟弟就把他给伯父。所以当妈妈怀孕以后，多元非常紧张。妈妈回忆，弟弟出生那天，全家人都很开心，爸爸要带他去医院看弟弟，结果他非常生气，大发脾气，一直说要把弟弟送走。了解到这些信息以后，妈妈和全家人一起商量，虽然多元的问题不一定完全是弟弟出生造成的，但是有了这个发现，全家人都愿意去尝试改变互动模式。

　　在家庭治疗中，家庭治疗师必备的技能就是要给来访者绘制家谱图。家谱图可以清晰地描绘出家庭的脉络，但是对于普通家庭成员来说绘制起来难度太大了。在咨询室，我常常给家庭成员每一个人一张 A4 纸，请他们各自绘制一张家庭的动力图。用圆形代表家庭成员中的女性（○），有方形代表家庭成员中的男性（□）。用一个内陷的三角形开口方向代表人面部的朝向。这对于家长和多动症孩子来说都不难，孩子通常当成一个游戏，然后可以按照自己的理解去画出他心中的家庭动力图。

案例5：

　　* 浩洋，男，小学二年级，刚刚确诊为多动症。这是他的家庭动力图（图 7-2）。上边是爸爸和妈妈，下边是自己。他觉得自己面前空荡荡的，还给自己画了一台电视机。

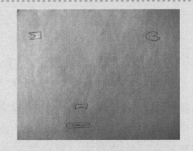

图 7-2　浩洋家庭动力图

从图中我们不难看出，这一家三口人都是非常疏离的，至少在孩子的眼中是这样的。三个人的距离都非常远，彼此看不到他人，都是背对着家庭中心的位置。从浩洋口中了解到，爸爸妈妈原来都是医务工作者，工作非常繁忙，爸爸后来辞职去创业了，开了一家经营医疗器械的公司，经常出差，陪孩子的时间更加少了。妈妈在急诊科，工作非常繁重。浩洋小的时候是爷爷奶奶在乡下带大的，到了幼儿园回到父母身边。爷爷奶奶不适应城市生活，在浩洋幼儿园毕业就回到乡下了。浩洋经常一个人在家，经常陪伴他的是电视，可以点播自己喜欢的节目。上兴趣班基本都是爸爸或者妈妈送过去，上完课在培训机构等着来接。

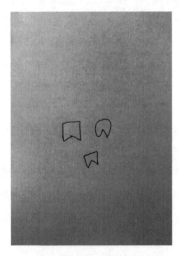

图 7-3　浩洋爸爸家庭动力图

这是爸爸画的家庭动力图（图 7-3），上边左边的是爸爸，右边的是妈妈，两个人都在看着孩子，而孩子看着外边的世界。在妈妈的图里，孩子是面向爸爸妈妈的，其他都一样。在爸爸妈妈看来，一家人非常亲密，爸爸妈妈努力赚钱，为孩子创造最好的生活条件。但是看到浩洋画的家庭动力图，爸爸妈妈非常震惊，没有想到孩子内心如此孤独。坦诚地说，爸爸画的这幅图在心理意义上来说，是我们非常希望父母对孩子持有的心态。就是在背后支持着孩子，而不是主宰孩子的世界，让孩子的眼睛可以看向外在的世界，如此丰富，同时又有父母作为坚强的后盾。但是具体做法上来看，爸爸妈妈也承认过于专注工作，对孩子的陪伴太少。在爷爷奶奶离开后，忽略了孩子的心理体验。毕竟浩洋只是一个小学二年级的孩子，而不是一个成年人。当孩子一年级入学出现各种症状以后，父母对他的关注增加了，但基本聚焦于对症状的管理。

由此可见，简化的家庭动力图也可以让家庭成员更加了解彼此，也提供了一个视角去探索问题行为存在的意义。

（2）家庭角色体验和练习　心理治疗中，常说到一个词"but 游戏"。我们常说道理我都懂的，但是我做不到。对于多动症患儿的家长亦是如此。很多家长也学习了心理学的方法、技术，希望可以帮助到孩子，甚至有的家长还为此参加了心理咨询师考核。但是真正把这些技术应用到孩子身上却困难重重。多动症孩子在无论在家里还是学校，问题行为都让他很难融入同伴关系中。每个孩子都渴望有伙伴一起玩，而没有人一起玩，又会加重孩子的问题行为。首先需要家长的配合，能够理解孩子的内在感受，建立良好的亲子关系。很多家长不能胜任这个任务是因为看到孩子的问题行为，就很难把对孩子的批评，转换成对孩子的理解。在家庭治疗中，我通常会让家长做一个角色体验练习，并排摆几把椅子作为孩子周围人的代表，让家长蹲在椅子的面前，停留一会，体验一下是什么感觉。很多家长反馈，通过这个体验，感受到了孩子的孤立无援。当这一刻的体验深入家长的内心时，往往家长可以从行为上改变和孩子的互动模式。

也可以通过角色扮演的方式，让家长和孩子互换位置。家长扮演孩子，孩子扮演家长，双方都用对方生活中的互动模式来呈现行为互动，促进家长和孩子的相互理解。

（3）家庭作业　家庭作业是家庭治疗中常用的技术，家庭治疗师秉持"中立"的态度，通过与家庭系统的互动，引入适当的干预，激活家庭系统的资源，触发家庭系统调整和改变的扳机。但是真正促进家庭成员之间的改变，需要让家庭重新寻找新的方向和关系模式。简单说，家庭作业有助于增强家庭治疗的效果。

多动症儿童家庭可以采用记红账的家庭作业方式。请家长准备一个小笔记本，悄悄地记录孩子取得的进步及优点，并且在准备记录变化前需要故意提醒孩子要做记录了，但是不向孩子透露哪些行为会被记录下来。如果家长表示孩子毫无优点可言，可建议他们尝试发现孩子的优点，每周对孩子公布一下家长的记录。可以选择在周末的某个时间段，一家人都很放松的时间，能够固定最好。需要注意的是，有时候家长读给孩子自己的记录，感觉孩子并不以为然，没有明显改变。但是孩子听到了，也听进去了，坚持下来，孩子就会有变化，他慢慢知道哪些行为是受欢迎的，会被记录下来。对于那些经常批评孩子的家长，这一作业特别适用。还可以让孩子也准备一个记录本，记录下来孩子觉得家长好的行为，在周末的时候互换记录。

四、给家庭的建议

在学龄期，很多父母会凭自己的经验意识到孩子的行为表现和其他孩子不同，如过于活跃、注意力不集中、情绪波动大等。父母通常开始采用的方式是镇压。通过家长的权威管理孩子，有时候通过语言，有时是责骂，甚至是武力镇压。对于症状较轻的孩子，在发病早期会有一定作用，但是好景不长，很快父母就面临无计可施的境地。当父母寻求医生或者专业帮助的时候，往往是已经用尽了自己能用的办法，同时孩子的情况也是变得非常糟糕的时候。

尽管家庭治疗如此有效，但让每一个家长都成为一个家庭治疗师去解决孩子的多动症问题也是不现实的。因此，从家庭治疗的视角，为父母提出以下几条建议，父母先从意识层面改变自己。

（1）预防第一位　疾病治疗的代价远远高于预防。当孩子的问题很严重的时候再去进行治疗，不但需要花费更多的时间和精力，效果也不是十分理想。躯体疾病治疗中，提升免疫力永远都没有错。当一个人注意健康的饮食、运动和生活方式时，生病的概率大大降低。这个道理同样适用于儿童多动症的预防。我们在给多动症儿童进行心理训练的同时，针对家长也开设了父母课堂。通过讲课、体验、分享等方式，让家长改变自己和孩子的互动方式，取得了不错的效果，家长的改变和孩子症状的改善成正相关。

不难理解，父母在孩子没有出现异常心理、行为之前，学习一些儿童心理发展的相关知识、方法，为孩子提升一个促进心理健康发展的环境，孩子发生多动症的概率也大大降低。时下比较流行的一个说法叫"父母执照"。我们开车上路之前要考驾照，医生看病之前要考医师执照，厨师上岗之间要身体健康检查通过获得健康证……但是我们在成为父母之前却没有学习如何做父母，父母是一个天然的角色，当孩子出生，自然而然就升级成为父母，但在养育孩子的技能上，尤其是心理健康的养育上，并没有相关的培训和学习。在多年的心理培训过程中，遇到很多家长来学心理学是因为孩子出现了严重的心理问题。

所以建议每一个家长，在正常育儿的过程中，学习一些相关的心理学知识，无法规避所有的问题，但可以帮助家长在问题早期得以解决，避免孩子出现严重的心理、行为问题。

（2）照顾好自己　教师行业经常说一句话"教给学生一杯水，自己要有一桶水"。对于多动症儿童的父母来说，照顾好自己是养育孩子的重要前提。现代社会，养育一个身心健康的孩子对于家长来说已经是一件非常辛苦的事情。日常上学、放学、兴趣班的接送，孩子作业的辅导，各种家校联合，让原本为生活奔波的家长身心俱疲。多动症孩子需要更多的家长监督和管理，同时他们因为冲动的行为，时时有可能伤害到自己或者其他孩子。很多家长在交流中提到，看到手机上的来电显示是学校、老师都内心一惊，总担心孩子又出事情了。如果孩子问题比较严重，还需要父母中的一方辞去工作来陪同，通常是妈妈选择陪读。这样妈妈的个人时间和空间都被孩子占据了，同时背负更大的经济负担。有研究显示，多动症儿童父母的抑郁水平远高于同年龄正常孩子的父母。

而对孩子而言，父母不仅是权威，更是自己生活的保障和依靠。即便从孩子的角度出发，也要照顾好自己。有一则寓言故事：一个人特别努力地工作，在三十几岁的时候就已经创业成功。家里买了别墅，把父母接过来一起住。妻子不需要上班，两个孩子也去贵族学校接受全面的教育。但是因为过度劳累，自己英年早逝。他认为自己是一个好男人、好儿子、好爸爸，死后应该去天堂。但是却去了地狱，他觉得非常不公平。掌管地狱的阎王就让他看了他去世以后家人的生活：父母每天沉浸在失去儿子的痛苦之中；妻子不得不开始学习经营企业，身心俱疲；两个孩子因为失去爸爸而变得个性沉默，被同学欺负……阎王问他：你现在还认为你做得特别好吗？他沉默不语。虽然只是一则寓言故事，却让我们充分理解到，照顾好自己对于家庭的重要性，尤其是尚未成年的孩子。

照顾好自己是一个非常大的概念，从身体上，到心理上，很难用具体的方法来描述。有一个专业的建议给你，就是参加一些团体活动，获得支持对于多动症儿童的家长来说非常重要。最理想的团体是多动症儿童家长构成的团体。尽管多动症儿童的数量在增加，但是和正常的学龄期儿童相比，毕竟是少数。家长平时在同龄家长群体中交流，往往体会到的是深深的挫败感，看到自己的孩子和别的孩子之间存在的差距，这些落差甚至每天都会影响家长的情绪。但是如果能够定期参加多动症儿童的家长团体，大家都面临相似的困境，彼此的感受可以互相理解。可以想象这样的画面，就像一个人落水了，他觉得自己非常倒霉，只能拼命挣扎，游到岸边。原来只是看到岸上的人都看着他，别人都在岸上，只有我在水里。现在发现还有很多人和自己一样落水了，大家都在努力挣扎。这可以让落水的人感受不那么糟糕，至少不是只有我一个人倒霉。此外，大家在一起交流一些方法、经验更是宝贵的资源。例如，一个刚刚诊断多动症的儿童家长，可能非常焦虑、不知道孩子以后会怎么样，还在担心药物的不良反应等问题。其他有经验的家长就会告诉他，药物治疗以后有什么常见的反应，什么样的饮食是适合的，什么机构的训练是有帮助的。这些信息的帮助，就像落水后的一个救生圈，带来生的希望，也带来了前行的力量。

（3）管理好自己的情绪　正常儿童的各种行为问题都会引发家长的不良情绪，多动症儿童更是如此。儿童对情绪的理解和管理能力本来就弱，加上家长的情绪影响，症状会更加严重。家长通过管理自己的情绪终止这一恶性循环非常有必要。

首先，要对自己面临的压力事件进行评估。养育一个多动症孩子本身就是一个持续刺激的压力事件。因此在日常生活中，家长要考虑到自己的承受能力，不要让自己在同一个时间段内有太多的压力事件。应激反应理论把一个压力事件引发的心理生理过程分为三个阶段：警戒期、应激期和衰竭期。随着衰竭期的结束，个体压力应对过程完成，可以恢复到原有的健康水平。但在同一个时间内有不同的压力事件，就会造成压力叠加。前一个压力事件还没有处理完成，叠加了第二个压力事件，始终处于耗竭状态是很难保持良好情绪的。可以尝试将自己要处理的事情排个序，从最重要的开始，有序进行，防止压力事件叠加。总之，控制压力程度在自己可调整的范围内。

其次，要找到适合自己的压力缓解方法，例如瑜伽、音乐、运动、看书、旅行等。最简单的方法是宣泄，在很想和孩子发火的时候，请先离开当下的环境，到另外一个环境情绪就会平复很多。接下来可以找一张纸写下自己所有的情绪，然后撕掉。这个方法对很多家长非常有效。因为大声喊不但影响别人，自己往往也喊不出口。摔东西也会影响他人。但是通过简单的纸笔宣泄，可以把自己所有的情绪在撕纸瞬间倒干净。更为平静的做法是拿一张纸涂鸦，随便涂写，任自己的情绪随着涂鸦的方式宣泄。

最后，还可以通过认知调整来管理情绪。我们的想法会影响行为。例如，我认为支持国货很重要，所以在选择商品的时候会选择中国制造。我认为孩子学好数学很重要，就会更关注孩子的数学成绩。此外，想法还会影响我们的情绪。例如，我觉得孩子很笨，怎么教都教不会，我就会非常有挫败感。但是如果我认为孩子已经很努力了，需要更长的时间来消化，我就会更加平静。在我的工作经验中，和家长交流认知疗法中的三栏目技术最为好用。

认知调整：三栏目技术

可以随身携带一些便笺纸，在自己情绪糟糕的时候写下以下三个方面的标题，以一位多动症儿童家长的练习为例。

2015.3.21 下午

正在单位上班，接到老师的电话，告知孩子的语文单元测试不及格，只有 30 分，瞬间崩溃。感觉孩子无可救药了。小学生 90 分都是家常便饭的事情，我们家孩子简直就是弱智。越想越沮丧，也没有心情工作了。于是，尝试写下来自己的想法（表 7-2）。

表 7-2 认知疗法的三栏目技术

原来的想法	不合理之处	新的想法
这孩子完了	只是一次考试，不能代表孩子的一辈子	这次考砸了，下次努力
	孩子没有上过幼小衔接，拼音基础不太好，认字也没有学过。从起点就落后了	晚上和孩子一起订正试卷，找到薄弱点
	数学单元测试得了 95 分	孩子不是所有科目都学不好

　　写完这三栏，再想到孩子患有多动症，相比正常孩子，成绩本身就要弱一些，心情平静了很多。试想如果没有这样的疏解，真的很想狠狠地批评孩子一顿。但是现在可以让自己心平气和地和孩子一起订正试卷。

　　如果你习惯了这样的调整认知方法，不用画表格也可以。写下自己的负面情绪，并找到相应的想法，让自己可以更好地理解。我们日常生活中有很多引发负性情绪的思维，已经是自动化的过程了，可能你还没有意识到，就已经发生了。例如，看到别的孩子可以正常上课，而老师通知你要去陪读的一瞬间，感觉自己非常挫败，孩子非常没用。如果不跳出这样的负性思维，就会沉浸在负性情绪中。

　　（4）和谐的家庭关系　　心理治疗的有效性研究显示，来访者和治疗师之间的关系是治疗效果的关键变量。也就是说，治疗是否有效，并不是你掌握了多么高超的技术，而是咨访关系起到了决定性的作用。这一点放在医患关系中就非常容易理解。医生的技术很高，但是和患者不能建立良好的信任关系，医生说的话患者都不相信，那么医生就没有了用武之地。这一研究结果在家庭治疗中适用，在家庭中同样适用。

　　很多多动症儿童家长对于改善孩子的问题投入了大量的精力和时间。我接触的一位家长甚至精读了好几本关于精神疾病的用药指导书，非医学背景的妈妈竟然可以讲明白孩子用药的药理机制。但是，孩子经常不吃药，不管妈妈怎么商量，有时候孩子还故意吃错剂量（通常是只吃一半的剂量就不吃了）。此时，就需要家长认识到亲子关系的重要性。在"症状的意义"这一点中我们也提到，有时候孩子的问题是为了维持家庭的稳定。如果家庭成员之间的关系不和谐，孩子很可能去承载维持家庭稳定的功能。

　　因此，在孩子的问题之上，一个更重要的关键点是构建和谐的家庭关系，在本书的第九章将针对亲子关系构建进一步叙述。

第八章
改善儿童认知行为问题的技巧

　　有育儿经验的家长都有过这样的经历：家长乐此不疲地和孩子讲道理，孩子并不买账。慢慢就变成了孩子充耳不闻，家长讲道理成了自言自语。即便是成人之间的对话，讲道理的方式也很难达到良好的沟通效果。对于儿童而言，行为矫正的方式更为有效。荟萃分析研究发现，多动症儿童药物治疗短期有效，而认知行为治疗在长期改变孩子的执行功能和组织技巧上有更重要的作用。

　　笔者经常和家长讲"不要和孩子讲道理"。道理是枯燥的，没有生命力的，对于孩子来讲哪怕他可以对道理倒背如流，行为上并没有太大改进。或者是俗称的三分钟热度，坚持一段时间，甚至一天都不到就回到了老样子。因此，对于孩子而言，从行为训练入手，先改变孩子的行为习惯更有效。例如，我们每天早上起来刷牙洗脸，已经成为一个习惯了，自然而言起来就去刷牙洗脸了，这件事情坚持天天做，一点没有难度，因为已经习以为常了。本章主要介绍儿童多动症的行为治疗方法。

一、行为治疗概述

　　"行为治疗"是建立在行为学习理论基础上的心理治疗方法。行为学习理论者认为：症状都是个体在生活中通过学习而形成并固定下来的。行为治疗过程中可以设置特殊的情景来逐步消除患者的异常行为，并通过学习、训练形成新的适应行为反应。

（一）行为治疗的基本原理

　　行为治疗的理论基础主要包括经典条件反射原理、操作条件反射原理、社会学习理论三个方面。三个理论的共同基础是：学习是获得和改变行为的主要途径。人的行为无论是适应的还是非适应的、正常的还是病态的，都是通过学习而获得的，并能够通过学习而更改、增加、消除。因此，行为治疗的重点是消除和改变不适应行为，获得适应行为。

在治疗过程中，行为治疗只针对有关行为问题进行讨论，不对行为问题产生的历史原因进行假设。行为治疗的目标是特定的不适应行为，对不适应行为进行评估是工作的第一步。在此阶段主要是收集、测量、记录有关非适应行为的信息，了解该行为发生和维持的条件。例如，多动症儿童的问题行为主要有哪些，问题行为发生的条件是什么，维持的条件是什么。

案例1：

> * 志强，男孩，小学 1 年级。开始家长主诉孩子不能集中注意力上课，在课堂上经常和同学说话，甚至还出现在上课过程中随意走动的现象。但是在上乐高课的时候，孩子从来没有出现这样的现象，不但非常专注，还非常有耐心。我们不难看到并不是在所有场合志强注意力都不能集中。

（二）经典的行为学习理论

（1）经典条件反射理论　生理学家巴甫洛夫在 20 世纪初发现了经典条件反射，是以无条件反射为基础形成的。巴甫洛夫在研究消化现象时，观察了狗的唾液分泌，即对食物的一种反应特征。他的实验方法是，把食物显示给狗，并测量其唾液分泌。在这个过程中，他发现如果随同食物反复给一个并不自动引起唾液分泌的刺激，如铃响，狗就会逐渐"学会"在只有铃响但没有食物的情况下分泌唾液。行为主义代表人物华生甚至提出一个激进的说法，经典的条件反射是一切行为的基本单元。为了证明自己的观点，华生还做过一个实验，让一个不满周岁的小男孩阿尔波特接近一只小白鼠。当阿尔波特马上要抓到小白鼠的时候，华生和助手就在孩子的背后制造出巨大的响声。反复几次后，小阿尔波特再也不敢接近小白鼠了。如果小白鼠靠近自己就会哭闹不止。后来小阿尔波特的行为泛化了，害怕所有白色带毛的动物，甚至白色的毛绒玩具，圣诞老人的白胡子都让他害怕。

（2）操作条件反射理论　美国心理学家斯金纳可以说是驯兽师的鼻祖。他制造了一个箱子，箱子中有一个食物盘。把一只饥饿的鸽子放入箱子中，鸽子只要啄到红色的按钮就会有食物。这个偶然的操作重复若干次以后，鸽子就会主动啄红色的按钮。这种行为也称为"奖励性学习"。食物是对鸽子啄红色按钮的奖励，因此操作条件反射又叫工具条件反射。如果事件具有正性价值，个体会倾向于做出同样的行为。如果事件带来消极的价值，就会抑制该行为。

案例2：

＊泽古，小学2年级，上课的时候经常会弄出一些声音干扰课堂秩序。例如，用铅笔敲桌子，或者是用脚踢凳子，有时候用力擦橡皮，弄得桌子都会跟着晃动。老师和家长都怀疑孩子是不是有多动症，经过测评孩子各项指标均为正常。孩子也不知道自己为什么要这样，只是说很好玩。但是在进行沙盘游戏治疗的过程中，孩子无意中说起自己有一次是无意中弄出了声音，同学都觉得好笑，都看他。从那以后类似的行为才多起来。

操作条件反射认为，行为是由行为的效果来塑造的，如果有意识地设置一些环境条件，使特定的行为产生特定的效果，就可以有效控制、塑造行为。如果老师和同学都约定好，对于案例中泽古弄出声音的行为进行忽视，不给予关注，慢慢泽古的行为就会消失。

（3）社会学习理论　社会学习理论认为，人类的大量行为是通过观察学习或者模仿学习而获得的，并不是通过条件作用而来。观察学习分为四个过程：首先是注意过程，集中注意观察所要模仿的行为示范；其次是保持过程，把观察得到的信息进行编码并存储在记忆中的活动；第三是运用再现过程，通过自己的运用结合再现模仿的行为；第四是动机确立过程，观察者重视榜样的行为。很多家长都有体会，孩子有时候学大人的样子。例如，笔者的女儿刚刚上幼儿园的时候，有一次在家里，非常严厉地和我说："站好，你这样做不对，如果还这样我就把你送到托班去。"全家人都被她逗笑了。后来问她是不是幼儿园老师就是这样管你们的。她说是的。尤其在儿童期，孩子的观察学习能力最强。

（三）行为治疗中的常用方法

（1）增强法　增强法主要有两类方式，一类是正强化，另一类是负强化。正强化是给予正性强化物（通常是和孩子一起商量制定刺激物，只有对孩子有吸引力，刺激物才会起到强化的作用）。例如，孩子在上课的时候如果做到专心听讲，老师会奖励贴纸，孩子为了得到贴纸，会更加专心听讲。负强化是指撤销惩罚物（孩子不喜欢的刺激）。例如，课堂上不专心听课的孩子老师通过罚站的方式，如果孩子已经改正，专心听讲了，就可以坐下听课，通过撤销惩罚来强化变好的行为。

（2）惩罚法　惩罚法也有两类方式，一类是给予个体不喜欢的强化物或者刺激。例如孩子吃饭的时候非常挑食，家长每顿饭只做孩子不喜欢吃的食物。另一类是撤销个体还在享用的正性强化物。例如，孩子喜欢看电视、看平板，如果孩子不能够按时完成作业，或者完成作业拖拉，家长取消孩子当天看电视的时间。

（3）消退法　消退法是指对不良行为不给予注意，不给予强化，导致不良行为逐渐削弱直至消失。例如，小孩子通过哭闹的方式达到自己想买玩具的目的，这时如果家长和孩子讲道理，孩子可能会哭闹的更厉害，如果不予理睬，孩子无理取闹的行为就会慢慢减弱，最后消失。

（4）代币法　代币法是利用强化原理促进更多适应性为出现的方法。代币是指在某一范围内（通常是家庭、学校）兑换物品的凭证。例如，现在很多儿童兴趣班里都会有收集贴纸、卡片，累积到一定数量可以换礼品的活动。

二、行为治疗的主要技术

对于在学校学习生活的多动症儿童而言，他们的破坏行为会影响他们和同伴、老师、家人的关系，需要系统地帮助他们发展恰当的行为模式。行为疗法的关键在于治疗开始时就界定清晰的治疗目标，在设计治疗计划时，借鉴不同的技术和程序，基于每一个孩子的需求来运用技术和程序。研究表明，有 20% ~ 30% 的儿童药物治疗没有明显的反应，但行为治疗有效。下面介绍几种针对儿童较为有效的行为治疗方法。

（一）阳性强化法

有破坏行为的儿童是行为治疗的主要受益者，行为治疗有助于减少家长、教师等人在无意中强化儿童破坏行为的常见倾向。在实际工作中和家长交流，阳性强化法家长最容易掌握、最容易实施，也是矫正孩子行为取得效果最为明显的一个方法。

（1）阳性强化法的基本原理　阳性强化法的理论基础是行为主义理论。认为人和动物的行为都是后天习得的，是行为结果被强化的结果。如果想建立或保持某种行为，可以对其行为进行阳性刺激，即通过奖励强化该行为，从而促进行为产生和出现的频率得以产生或改变。

（2）阳性强化法的操作过程

① 明确目标行为　目标行为就是孩子的适应不良行为或者异常行为，对于多动症儿童常常是他们的破坏行为，例如，对同学的攻击行为。多动

症儿童的家长通常会写下一个长长的清单，列满了希望孩子改变的行为。因此，开始治疗的第一步，是和家长确定最重要的目标是哪一个，一次只针对一个目标进行治疗。例如，孩子在生气的时候不能攻击他人。同时需要注意，确定的目标应该是可以客观测量和分析的。目标行为越具体越容易操作。

② 监控目标行为　请家长或老师详细观察和记录目标行为发生的频率、强度、持续时间及制约因素，从而确定目标行为的基础水平。特别要注意目标行为的直接后果对不良行为产生的强化作用。例如，哪些因素影响了孩子的攻击行为，孩子什么时间容易出现攻击行为，攻击行为的强度有多大，造成的后果如何。

③ 设计干预方案　在这一步最重要的是设计强化物，一定是和孩子一起商量确定的。只有对孩子有吸引力的强化物，孩子才能积极配合改变。阳性强化物一定是可以显示可行的，对孩子有吸引力的。也可以做一个渐进的强化时间表，使孩子的行为可以朝着期望的方向发展。

④ 实施强化　将行为和阳性强化物紧密结合，当孩子出现目标行为时立即强化，不能拖延时间。这一点非常重要，如果孩子出现目标行为，而奖励是延迟的，会大大降低孩子执行的力度。同时还需要注意的是，给孩子设定的奖励是和目标行为相关的。不能因为其他行为的出现而随意取消强化物的奖励。例如，一位多动症儿童的家长，在和孩子进行行为矫正的前两周效果都很好，到了第三周孩子的行为出现反弹，甚至比原来更糟糕。后来孩子讲述原因，本来自己这周的奖励是水彩笔，自己也做到了。但是妈妈因为自己没有遵照妈妈的要求和妈妈的同事打招呼，妈妈觉得不礼貌，取消了水彩笔的奖励。

⑤ 追踪评估　随着行为治疗的进展，孩子学会把效果固定下来，并应用于日常生活情景中，进行周期评估，巩固行为的发生。

案例3：

＊晓丹，女，小学二年级，诊断为多动症，进行了半年药物治疗，效果不是特别明显。主要的问题行为是上课不能注意听讲，和同学说话。后来老师让她单独一个人坐在教室最后一排，家长非常着急。晓丹非常喜欢画画，和妈妈一起商量了一个学期的计划。第一个月，每个星期5天有3天能够做到上课不和同学讲话（由班级老师和同学帮忙监测，如果有违反规定，家长会收到学校

短信通知），就可以在每个周末的时候去超市选购一个自己喜欢的小马宝莉玩偶（20元左右一个）。如果连续4个星期做到，在月底的时候可以实现一个更大的奖励，周末去游乐场游玩一天，100元的经费。第二个月是每个星期5天有4天能够做到上课不和同学讲话，认真听讲。每个星期可以买一个小马宝莉玩偶。月底的游乐场游玩升级为150元的经费。第三个月月底升级为200元经费。一个学期都做到的话，就可以在假期实现3天的外出旅行。

家长每次做到及时奖励，如果没有时间去超市购买，会通过网购实现。因此晓丹坚持得非常好，一个学期下来基本这个不良行为已经彻底消失了。同时在老师和同学的鼓励下，竞选了课代表的职务，在校生活有了很大改观。

（二）厌恶疗法

厌恶疗法是一种通过惩罚来消除不良行为的治疗方法。当不良行为即将出现或正在出现时，给予一定的痛苦刺激，如轻微的电击、催吐剂、批评等，产生厌恶的主观体验。反复实施以后，不良行为和厌恶刺激建立了条件联系，为了避免厌恶体验而放弃不良行为。例如，孩子在学校写了错别字，有的老师或家长让孩子每个错别字重写一页。孩子为了避免惩罚，学习态度更认真，写错别字的可能性降低。

厌恶疗法通常是在其他方法都没有效果的时候采用，建议低年级患儿家长去尝试的一个方法。具体的厌恶刺激一定是安全的，不能对孩子的身体健康造成损害。同时对孩子而言，确定可以产生厌恶的主观体验。

案例4：

＊津清，女，小学一年级。喜欢看动画片，原来爸爸妈妈设定动画片中的玩偶为奖励措施，但效果不是非常明显。因为她觉得自己有压岁钱，爸爸妈妈不同意买，可以用自己的钱买。爸爸妈妈和津清一起商定画了一个大大的表格，贴在家里的电视背景墙上。津清每天有30分钟的看动画片时间，周末是每天1小时的看动画片时间。如果孩子没有做到遵守约定的规范，家长就马上标注动画片观看的时间，1次减少5分钟，直接在下一天的看动画片时间内扣除，并严格执行修改表格上的时间。这个方法对津清更有效，她非常在意自己可以看动画片的时间。

需要注意的是，相对于奖励而言，惩罚具有一定的危险性。因为奖励会导致目标行为增加，但是惩罚不一定使目标行为降低。惩罚对行为的结果具有不确定性。例如，孩子因为被罚写过多的字，变得自暴自弃，或者对抗，也有可能反而不写字了。因此，采用厌恶疗法需要因人而异，并不适于所有的孩子。例如，有一个多动症患儿的家长自述，因为自己是军人出身，对孩子的要求很严格。自己在部队的时候，犯了错误会被惩罚是家常便饭。所以当儿子出现了不认真写作业、磨蹭、东张西望的行为时，会让孩子一直站在墙角，一定要等到孩子承认错误为止。一开始有效，但是后来孩子宁可一直站着，哪怕站得很累了，蹲在墙角睡着了，都不肯认错，父子关系恶化严重，孩子的问题也越演越烈。

（三）放松训练

放松训练又称"松弛训练"，是一种通过训练有意识地控制自身的心理生理活动、降低唤醒水平、改善机体紊乱功能的治疗方法。放松训练简单易行，不受时间、地点等条件限制。常见的放松训练方法有呼吸放松法、肌肉放松法、想象放松法。在实际工作中发现，肌肉放松法对多动症儿童相对有效。肌肉放松训练并不是直接改善多动症儿童的核心症状，而是通过肌肉放松训练，孩子提高了学习效率，从而提升学业成绩，提升在校学习期间的自信心，最终发生行为改善。

肌肉放松训练最重要的是指导孩子学习如何放松自己的身体。笔者常用指导语如下。

先让孩子调整一下姿势，让自己坐舒服，然后做几个深呼吸。深深的吸气，1-2-3；呼气，1-2-3-4-5-6。再来一遍，吸气，1-2-3；呼气，1-2-3-4-5-6（此时要注意观察儿童的呼吸节律，数数字的速度和儿童的呼吸节奏相匹配）。继续深呼吸练习，感觉自己身体完全放松。现在我们要做肌肉放松训练，接下来的每一个练习步骤中，你都会感到有一个部位的肌肉非常紧张，将注意力放在你感觉最紧张的部位，持续这种状态感觉紧张到达了自己的极限，然后一下子完全放松下来，用心体验彻底放松后的感觉。

现在，请双手紧握拳，握紧，用心体会你哪里感觉最紧张（有的孩子是手指，有的孩子是指尖，有的孩子是手掌，不要紧，只要让他把注意力放在最紧张的部位就好）。将注意力放在感觉最紧张的部位，体会紧张的感觉，我来倒数 10 个数，然后松开双手，放松。体会一下双手从紧张到放松的感觉。

现在，请双臂弯曲，使双臂处于紧张状态，保持这个姿势，体会下哪里最紧张（这个动作的体验比较一致，通常是肱二头肌的位置，就是手臂弯曲以后，上臂隆起的那块肌肉）。将注意力放在感觉最紧张的部位，体会紧张的感觉，我来倒数 10 个数，然后放松。

　　现在，把你的眉毛用力向上抬，紧张使你的前额起了皱纹（额头最紧张），将注意力放在感觉最紧张的部位，体会紧张的感觉，我来倒数 10 个数，然后放松。现在，请皱眉头，使劲把你的眉毛往中间挤，感觉额头中间的紧张，用力，我来倒数 10 个数，然后放松。

　　现在，请闭上双眼，按照我的指示来转动眼球。双眼向上、向左、向下、向右，然后沿着这个方向快速地转动眼球，越快越好。体验眼部肌肉的高度紧张。我来倒数 10 个数，然后停下来放松。现在，请沿着相反的方向转动眼球，向上、向右、向下、向左，沿着这个方向快速的转动眼球，越快越好。体验眼部肌肉的高度紧张。我来倒数 10 个数，然后停下来放松。

　　现在，请咬紧牙齿，上下牙用力咬紧，体验脸颊肌肉的高度紧张，我来倒数 10 个数，然后放松。现在，请用舌尖挺住你的上颚，用力顶住，体会舌头的紧张，我来倒数 10 个数，然后放松。

　　现在，请用力抬起你的双肩，使肩膀尽量贴近耳朵，体会肩部的紧张，我来倒数 10 个数，然后放松。现在，双肩向后扩，肩胛骨在后背尽量靠拢，好像你的两个肩膀合在了一起。我来倒数 10 个数，然后放松。现在，双肩往内收，两个肩膀尽量在胸前靠近，体会肩部的紧张。我来倒数 10 个数，然后放松。

　　现在，请尽可能往里收肚子，让肚子瘪下去，好像肚皮和后背贴在了一起。体验腹部肌肉的紧张，感觉到强烈的紧张感贯整个腹部。我来倒数 10 个数，然后放松。现在，请坐直，用力挺直你的腰部，体验腰部肌肉的紧张，我来倒数 10 个数，然后停下来放松。

　　现在，伸直你的双腿，脚尖向上，使脚尖朝向身体的方向用力，使你的小腿后面的肌肉拉紧，体验小腿肌肉的高度紧张。我来倒数 10 个数，然后放松。现在，用脚跟压紧地面，用力向下压，体验大腿肌肉的高度紧张。我来倒数 10 个数，然后放松。

　　现在，请你将十个脚趾在鞋子内尽量张开，然后用脚趾压紧地面，用力压，体验脚趾的高度紧张。我来倒数 10 个数，然后放松。

　　请你体验全身紧张后放松的感觉，再做几次深呼吸。感受全身肌肉完全放松的感觉。接下来你将会进入非常专注、高效的学习时间。最后一句是给孩子的暗示语，在孩子完全放松的情况下，更能听进去暗示的语言并执行。

　　如果是高年级的孩子，通常经过几次指导练习以后自己就掌握了肌肉放松训练的方法，并在进行自习之前，或者学习疲劳的时候进行放松，然后加上内在的指导语"我接下来学习效率会很高"。而对于低年级的孩子，有时候学会自我放松训练是比较困难的。这样的情况下通常还有一个选择，就是教会家长指导语和放松训练的方法，回家以后让家长给孩子做训练。熟悉了以后，通常 15 分钟左右训练就可以完成。请注意这个词"训练"，意味着不是一蹴而就的。例如跑步锻炼，一开始可能跑 400 米就气喘吁吁了，但是每天坚持练习，最终可能跑几千米都没有问题，这就是训练，训练意味着反复练习。刚开始可能家长和孩子都感受不到效果，但坚持下来，通常效果不错。有没有听过一个说法——形成一个习惯要 21 天。通常坚持训练两周以后，孩子就能够掌握肌肉放松的方法，可以帮助缓解紧张的情绪。

三、给家长的建议

行为治疗作为专业的心理治疗方法，具有规范的流程和成熟的技术。但对于很多多动症儿童的家长而言，可以根据自己和孩子的实际情况进行调整，找到适合自己孩子的方法。

（1）给予孩子积极关注　在本书第七章家庭治疗中我们谈到了多动症的心理意义，症状的功能。孩子的问题行为，也是孩子寻求关注的一种方式。如果孩子可以通过适应行为来获得家长的关注，就可以替代问题行为。同时，从行为治疗的角度，家长的积极关注，对孩子的积极肯定，也是一种奖励。奖励不一定非得是一个物品，也可以是心理的需求。

说到这一点让我想到了一些家长的困惑和抱怨。很多家长百思不得其解"我学了正面管教的课程，为什么我表扬了孩子没有用，还是老样子？"也许要从改变我们的日常语言开始。作为家长总是希望孩子越来越好，什么都好，具体表现在和孩子交流的过程中，话里话外无形中带有一些要求。例如，孩子跳绳有了进步，以前 1 分钟跳 100 个，今天跳了 110 个。家长会说："不错，有进步，如果你的腿直一点，肯定能跳得更快。"孩子今天回来写作业没有拖拉，家长说："今天表现很好，继续保持，每天都要这样就好了。"这样的表达，看起来是表扬孩子，实际上是在对孩子提更高的要求。孩子体会不到被表扬，反而体验到压力。这样积极关注对孩子行为的影响就弱化了。

下面说一说对孩子积极行为关注的具体做法：首先，一定是要有意识、刻意练习去做。家长通常习惯的是上述举例的表达方式，所以对于关注积极行为，是我们需要有意识提醒自己去做的一件事情。

其次，要在自己心情不错、状态放松的情况下进行。试想一下，如果家长马上要出门，或者工作非常疲惫，自己的情绪很糟糕，为了夸赞而夸赞孩子的积极行为，往往事与愿违。

第三，如果你不知道如何对孩子的积极行为进行表扬，你可以不批评、不指导、不命令，只是陪伴孩子就好了。

第四，对孩子积极行为的表扬要具体。例如，"我感觉你搭积木的时候非常认真，坚持了这么久都没有离开"；"我今天特别开心，因为你生气的时候没有打别人，而是改成了摔东西"；"我特别惊讶，你画得这么好……"。

最后，也可以使用一些非语言信息传递你对孩子积极行为的认可。例如拥抱、竖起拇指、抚摸孩子的头发等。

对于多动症的孩子，家长容易关注的是孩子的问题行为，急于去除问题行为而忽略了孩子的积极行为。多去关注我们希望孩子出现的积极行为，并及时表扬，强化孩子的积极行为。

（2）批评得当　对孩子积极行为的关注，可以强化积极行为。那么对于问题行为的应对策略是什么呢？批评是家长对孩子问题行为最常见的应对。家长喋喋不休地批评孩子，孩子充耳不闻的场景并不少见，孩子如何学会了对家长的批评无视？家长如何使自己的批评变得无效的？

在厌恶疗法中我们提到，惩罚往往存在风险和不确定性。采用惩罚的方式对待孩子的不良行为时，家长需要投入更多的思考。例如，让多数多动症儿童家长头疼的对抗行为。其实多动症本身不会让孩子的对抗行为增加，但是如果家长布置太多的任务，并且枯燥冗长，孩子对抗的可能就大大增加了，这一点对所有孩子都适用。例如，对于多动症孩子完成学校布置的课业就已经任务繁重了，还要额外增加背单词、弹钢琴等内容，孩子就会变得不服从，问题更多。从某种意义上说，是家长培养了孩子的对抗行为。当家长增加额外的负担给孩子时，孩子体验到的是惩罚。

批评可以被视为惩罚的一种方式，如何恰当的批评孩子呢？让批评对孩子的行为起到矫正作用是值得家长思考的问题。首先，批评要注意场合，尽量不要在公共场合或者外人面前批评孩子。很多家长觉得孩子还小，并不需要考虑孩子的自尊心或者面子问题。实际上不是，尤其是小学生。美国著名的精神分析理论家艾里克森提出心理社会发展理论，认为学龄期，也就是小学阶段的主要发展任务是获得勤奋感而克服自卑感，体验能力的实现。其次，批评要考虑强度和频率。频率过高的刺激，会使反应性下降。频繁的批评并不会让孩子的问题行为减少，反而让孩子适应了家长的批评，变得充耳不闻。对于强度也是一样的，不是批评越严厉越有效，要考虑到孩子的接受程度。如果批评达成的效果是孩子觉得自己一无是处，什么都做不好，只能增加问题行为出现的频率。最后，家长还可以选择暂停方法替代批评。当孩子出现冲动行为的时候，将孩子带到一个固定的位置坐下，让孩子一个人静静地待一会，反思自己的行为。可以事先和孩子约定，每次反思 10 分钟或者 30 分钟，约定一个明确的数字。在此期间孩子肯定会想要离开这个位置，家长需要态度温和，语气坚定地告诉孩子，你必须坐在这里接受惩罚，达到规定的时间才可以离开。因为情绪具有一定的情景性，当孩子离开让他产生冲动行为及情绪的环境时，通常可以安静下来。

（3）家庭代币法　家庭代币法可以理解成阳性强化法的一种变式，对小学生比较有效，尤其是低年级的孩子。和孩子一起商量，如何对孩子在家里表现好的行为进行奖励。以扑克牌计数为例。扑克牌上的图案代表点数。和孩子一起建一个储蓄卡，卡上贴孩子获得的奖励点数。例如，约定孩子在晚饭前完成作业，有 5 个点。如果孩子完成了，和孩子一起剪下扑克牌上的标记（红心、黑心、梅花、方块），剪下 5 个后贴在相应的位置。贴记的位置最好是家里显眼的位置，最容易看见。首先和孩子一起商定目标行为相应的点数。例如，按时完成作业， 5 个点数； 9 点之前完成刷牙， 1 个点数；整理房间， 2 个点数；吃饭以后收拾餐桌， 2 个点数等。任务越难，点数越多。接下来和孩子约定点数的兑换价格。例如，一个点数相当于 1 角钱或者 1 块钱。对于孩子换得的酬金，孩子有权利支配。需要注意的是，家长不能因为孩子的问题行为而扣除孩子的点数或者金额。家庭代币法同样适用于正常孩子的行为习惯培养。

将行为治疗的方法或者理念应用于多动症儿童的日常生活当中，对问题行为的改善可以起到事半功倍的效果。

第九章
改善症状的同伴关系构建

十年前，笔者开始学习人本-存在主义取向的团体治疗，让笔者越来越认同存在主义心理学家欧文亚隆先生的观点："人类不仅是需要同类相伴的群居性动物，而且我们有这样一种天生的倾向，就是希望被同伴注意、希望获得赞同。"我们不能忽视关系对一个人心理健康的维持、破坏、疗愈的作用。关于心理健康的理论研究中，几乎都会出现"关系"这个词，母婴关系、依恋关系、客体关系等，即便是自体心理学，也强调自己和自己的关系。研究者越来越达成共识"人是关系的产物"。在孩子的成长过程中，除了父母以外，还有很多人对孩子的成长和发展产生了重要影响，包括孩子的亲戚、同学、朋友、老师等。对于多动症孩子而言，这些重要他人有可能和孩子建立疗愈关系，也有可能建立破坏关系。本章将从多动症儿童的重要关系角度来探讨多动症儿童的治疗。

一、同伴关系的重要性

同伴关系主要指同龄人之间或者心理发展水平相当的个体在交往过程中建立和发展起来的人际关系。同伴关系对于儿童的心理健康发展非常重要。但是多动症儿童由于自控能力差，他们在上课的时候多动、冲动、经常违反课堂纪律，让同学非常反感。参加集体活动时，因为不能按秩序排队等待，我行我素，也遭到同学的孤立。多动症儿童很难建立满意的同伴关系。改善这一现象还需要两个重要关系的助力，就是亲子关系和师生关系。多动症儿童和家长和谐的关系，和老师良好的关系，都有助于同伴关系的改善。首先列举儿童心理发展过程中 2 个重要的关系理论，让我们能更好地理解关系对儿童心理健康发展的重要性。

（一）依恋关系

依恋研究中不得不提的就是哈洛做得依恋关系实验。哈洛分别用布和金属做成代理妈妈来喂养猴子，在金属妈妈身上安上奶瓶，布妈妈没有奶瓶。他发现小猴子除了在吃奶的时候会去金属妈妈身上，其他时间都和布妈妈待在一起，一直抱着布妈妈。鲍比是依恋领域最重要的理论学家，他提出依恋是人基本的、天生的需求，并且依恋行为会贯穿于人的一生。鲍比设计了"陌生情景测验"，研究儿童依恋行为。妈妈和婴儿在一个游戏室内，然后让妈妈离开，观察婴儿再次见到妈妈后的反应。根据婴儿的反应区分为安全型、回避型、矛盾性、混乱型。安全型的孩子在妈妈陪伴的时候，非常自在地玩耍、探索环境，时不时来找一下妈妈。当妈妈离开后，哭闹一会儿后，继续玩。在妈妈回来后立即跑到妈妈身边，和妈妈在一起，然后继续去玩。回避型的孩子自己玩，不去找妈妈，妈妈离开了也没有什么难过，妈妈回来了也没有特别开心。矛盾型的孩子来到游戏室紧紧地抓住妈妈，不愿意去探索和玩耍。妈妈离开后烦躁不安，当妈妈回来后跑向妈妈，但是对妈妈可能是又踢又打，非常伤心。混乱型的孩子表现不可预估，有时候平静，有时候愤怒。婴儿的依恋关系对成年以后的人际关系有非常大的影响。安全型的孩子心理健康水平更高，成年后更善于人际交往。

（二）客体关系

客体关系中的客体是指"人类"，这种关系可以是外在的或内在的，可以是虚幻的或真实的，本质上都是个体与他人的互动。

案例1：

* 珺越，8岁，女，小学一年级。性格较为内向，不爱讲话，和同学交流很少。经常把同学的书、文具等物品带回家。大家都说她是小偷。珺越自述在学校有一个好朋友叫小花，与自己很要好，这些东西都是小花让自己带回来的。但是班级里并没有小花这个同学。

初接触这个案例，很容易猜想珺越是不是精神分裂症，有幻觉。进一步聊天发现小花的确是她幻想出来的朋友，她很希望自己有朋友，但是同学不愿意和她玩。小花是幻想出来的，但是对于珺越来说，小花的出现，有助于她在学校的学习生活。因此，我和家长交流，可以和珺越交流，问一下班级里谁和小花最像，谁有可能像小花一样和你成为好朋友。一开始孩子找不到，觉得其他同学都没有小花好。妈妈坚持和孩子交流，找到了小区里的一个孩子和小花很像。于是妈妈带经常约这个孩子到家里玩，或者和珺越一起到外边玩。家长尝试约班级的同学一起外出游玩，慢慢珺越在班级里找到了自己的好朋友，没有再提起小花。从这个案例中，我们可以看出人际关系对孩子成长的重要性。

客体关系理论认为人之所以痛苦是没有能力和他人建立并维持令人满意的关系。客体关系心理治疗的重点也聚焦于治疗师和孩子之间的关系，并鼓励孩子在现实生活中构建和谐的人际关系。

综上所述，可以看到孩子出生以后的母婴关系，和家庭中的重要他人互动的关系是孩子形成社交关系的前提和基础。因此，提升同伴关系的前提，需要建立良好的亲子关系。

二、如何改善多动症儿童的亲子关系

亲子关系对儿童的成长具有极为重要的作用，尤其对于多动症儿童，由于症状的影响，他们得到别人的认可是非常困难的，因此会更加渴望父母的认可和接纳。笔者经常和家长强调：即使全世界都认为你的孩子有问题，你也要传递给孩子在父母心中，你是好孩子的信念。这一点非常重要，就像孩子的最后一根救命稻草一样。不管同学、老师怎么看待他，当他的内心坚信爸爸妈妈还信任他、喜欢他的时候，他就有改变的力量。在亲子关系良好的多动症患儿家庭中，儿童和父母可以保持友好的关系，这些孩子的学习、情绪问题大多不严重，能够积极主动地学习。而亲子关系不好的家庭，儿童不仅存在明显的学习问题，往往还会有严重的行为和情绪问题。针对多动症儿童常见的亲子关系问题，提出以下几方面建议。

（一）家长增加对多动症儿童的理解

在笔者做亲子教育讲座和咨询的过程中，发现即便是正常的孩子，让家长理解孩子的一些行为也是不容易的事情。家长常见的抱怨有：孩子胆子太小，不敢问问题，冲不出去；每天就这么点作业，一会儿就写完了，非要磨蹭；这么简单的道理都听不懂，没法教；这动画片有什么好看的等举不胜举。在笔者读研究生的时候，和姐姐家的孩子做数学游戏，当时她读幼儿园。我问她 5 个橘子，再给你 3 个是几个？她数了数说 8 个。我非常开心，然后就直接问她，那现在 8 个橘子，我把刚才给你的 3 个拿走了，你还剩几个？在我看来已经简单到不能再简单的题目了，她表情十分认真地冥思苦想好一会，还是不知道。我说那你拿走 3 个。她拿走了 3 个，然后数了数剩下的，说 5 个。我想那应该是学会了。于是再玩一遍这个游戏，只是数字改变了，发现她还是不会。当时觉得这孩子挺笨。但是后来学了发展心理学，才发现那个时候她的发育阶段还没有形成逻辑思维，不能进行推理。只能通过形象思维的方式来认知世界。笔者才意识到是自己没有理解到她的发展。对正常的孩子尚且容易发生误解，对于多动症的孩子来说，他们的学习、控制力、行为规范等很多方面落后于正常儿童，让家长理解起来就更难了。

在现实生活中，多动症儿童家庭中亲子关系问题往往出现在对于孩子"问题行为"的互动模式上。家长不能容忍儿童的不恰当行为，比正常孩子的父母更难处理好儿童的行为问题。例如，家长让孩子在吃饭的时候保持安静，孩子做不到的时候，父母会责备孩子。但当孩子真正做到的时候，父母认为这是正常孩子本应该做到的，忽略了对于多动症孩子来说做到这一点需要付出巨大的努力。理所当然的观点，导致父母很少给予孩子及时的表扬，儿童的积极行为就会减少。

所以，家长首先能够对孩子不尽如人意的表现给予理解，相信孩子内在并不希望自己做不好。亚隆先生在《妈妈及生命的意义》一书中提到："每个孩子内心都有一个魔咒，希望成为父母心中最好的孩子。"当家长信任孩子的问题不是故意为之的时候，就能够耐心下来，和孩子一起探索发生的现象和解决办法。一个简单的调整是家长降低自己对孩子的期待。期望过高，家长容易出现失望、沮丧、气愤的情绪。反之，如果降低期待，容易看到孩子的进步，孩子更容易获得积极的表扬。

（二）家长学习和孩子有效沟通

上了小学以后，孩子普遍的感受是家长只关心自己的学习，作业有没有做，考试多少分。家长觉得自己并没有改变对孩子的爱，还是一如既往，产生如此大的偏差，沟通障碍是主要原因。"有效沟通"重在有效两个字，家长和孩子每天沟通，但是很多沟通是在重复无效沟通。

案例2：

* 伟杰，男，8岁，二年级，多动症患儿。一家三口来到咨询室。妈妈进门开始唠叨孩子的各种不是，爸爸在边上随声附和。孩子在咨询室自由走动，对很多东西都充满好奇。当我问到最喜欢的场景是怎样的，孩子脱口而出，"妈妈不在家的时候"。问及原因，孩子说"妈妈不在家，家里就很安静"。妈妈的各种教育、教导非但没有效果，在孩子看来已经是噪音了。

孩子不集中注意力做作业，家长在边上不断重复"赶紧写作业"，这个场景很常见，但是这个沟通基本无效，孩子还是我行我素。提升沟通技巧，是改善亲子关系的必经之路。

（1）倾听　有效沟通的前提是认真倾听，只有听清楚了，才能真正理解孩子要表达的内容，才能进行有效回应。这对父母来说，一开始是巨大的挑战，因为父母已经习惯了说教、评判和管理。当笔者给多动症家长这条建议的时候，得到的回应通常是"我天天说都没有用，不说哪行"。

但是真正尝试一段时间以后，发现倾听对孩子的情绪宣泄非常有帮助。

案例3：

　＊逸飞，女，小学五年级，多动症患儿，自一年级开始至今药物治疗。父母希望逸飞可以有机会报考当地最好的中学，要求从四年级开始成绩均为"优"，有一个良就没有报考资格了。因此家长非常担心孩子的学业成绩，盯得很紧。从四年级开始亲子关系变得紧张，主要聚焦于学习，从考前到通知成绩这段时间关系最糟糕。在家长尝试改变做法，倾听孩子的想法之后，妈妈非常兴奋地打电话告诉我，倾听真的有用。以前孩子考前说紧张的时候，我们就告诉她不要紧张，想想还有哪里没有复习到。然后孩子说都复习了，我们就有点火气，都复习了有什么好紧张的。这次孩子在考前还是非常紧张地走来走去，说自己紧张，妈妈没有再提建议或者批评她，而是在边上听着，然后对她说"妈妈知道，你想考一个好成绩"。孩子一下子就停下来了，愣了一下，然后说"是呀，明天考科学，是我最不擅长的科目，其他的我觉得都没有问题"。妈妈继续听着，孩子还是原来的表现，听了一会妈妈说"听起来你最担心科学"。孩子说"是的"。然后孩子就停下来去复习了。妈妈非常惊讶，以往互动会更多，你一句我一句，但是最后两个人都气呼呼地结束。这次两个人都非常平静，并且孩子说完就去复习功课了。

当父母可以倾听孩子，孩子的情绪就得到了宣泄。当一个人有情绪的时候很难集中注意力做事情，成年人在受到情绪困扰的时候都能感受到工作效率下降。对多动症孩子来说更是如此，负性情绪会增加冲动行为的发生。

当父母发现倾听的效果时，另一个难题就是付诸实践的困难。尤其是习惯的力量，往往家长没过几天就回到了原来的沟通模式。因此，倾听必须是进行"刻意练习"的技巧，提醒自己倾听孩子，直到成为习惯。当孩子遇到问题，产生负性情绪的时候，倾听是最好的时机。家长一定要提醒自己不要受孩子情绪的影响，提醒自己倾听孩子，帮助孩子宣泄负性情绪。

（2）沟通中的"我信息"　家长在学习倾听的同时，最大的疑问就是"难道我什么都不说吗"。在案例3中我们能看到，显然不只是听，那样孩子会觉得没有回应，不知道家长有没有听进去。但是怎样说比较好呢？一个有效的方法是"我信息"，而不是"你信息"。所谓的"我信息"就是说话以"我"开头的信息，"你信息"就是说话以"你"开头的信息。例如，当多动症孩子没有认真写作业的时候，家长通常说的话是什么呢？

你能不能好好写作业。

你怎么又出来玩了。

你在干什么？

你怎么回事？

……

类似的对话都是"你信息"，仔细体会一下，这些"你信息"带给孩子的感觉是什么？批评和指责。但是如果用"我信息"来表达是怎样的？

我看到你又出来玩了。

我看到你作业没有写完。

我感到很生气，因为你答应我写完作业再出来玩。

……

表达的信息是一样的，但是带给孩子的感觉是不同的。"我信息"让孩子感受到的是家长此时的感受和想法。"我信息"没有批评和指责的意思，不容易激发孩子的抵抗和逆反。在笔者的教学过程中，也使用了"我信息"来和学生沟通。在此之前，笔者经常问学生"你们听明白了吗，有没有问题？"笔者发现通常学生都不太回应。但是当笔者问"我说明白了吗？有没有问题？"发现学生都会点头回应或者提问。仔细体会了一下，当笔者问"你们听明白了吗？"潜在的感觉是学生是有责任听明白的，没有听明白是学生的事情，与老师无关。但是当笔者问"我说明白了吗？"这个时候责任在老师，如果没有听明白学生也不会有压力。

家长在运用"我信息"和孩子沟通的时候常见的问题是，孩子常常对"我信息"无视。其实是孩子已经习惯了无视父母的沟通。此时，建议家长再次和孩子沟通"我信息"，例如，"我已经说了好几遍了，没有得到回应我感觉很沮丧"。通常当孩子了解到父母的感受之后，会改变自己的行为，孩子愿意为父母做出一些积极的改变。

（3）第三法　最后一个要说的技巧适用于当家长和孩子的观点不一致或者发生冲突的时候。清官难断家务事，在家庭中同样一件事情，孩子讲出来的版本和家长讲出来的版本可能大相径庭。家长和孩子都希望对方听自己的，展现出来的格局是你输我赢的状态。例如，家长要求孩子写完作业再看电视，孩子要看完电视再写作业。家长的理由是培养良好的学习习惯，孩子的理由是上了一天学很累，应该放松一下再学习。听起来都有道理，谁也不肯让步。如果家长的方案是 A，孩子的方案是 B，第三法就是要求家长和孩子共同协商一个方案 C。例如，这周做完作业再看电视，下周看完电视再做作业。或者周一到周四做完作业看电视，周五可以先看电视再做作业。这样双方都有让步，双方的意见都有考虑到，容易达成共识。这个方法对于解决亲子矛盾非常有效，但是一样需要家长经常练习。

（三）家长和孩子的游戏时间

很多家长说在家里只要不谈学习，和孩子的关系还是很融洽的，只要一谈学习立即变脸。在多动症儿童的家庭中有同样的现象，只是学习问题被多动症状的纠正替代了。亲子关系中，家长始终占有主导地位。孩子在小学阶段，还没有很好的自制力，家长要学会通过游戏的方式引导孩子。如果有共同游戏的时间和机会再好不过了。

需要注意的是，家长和孩子的游戏时间轻松的氛围非常重要。在游戏期间，孩子具有主动权，可以玩自己想玩的游戏，并制定规则，家长要遵守孩子制定的规则，做一个陪伴者。因为是孩子制定的游戏规则，孩子会非常投入这个游戏，家长需要及时发现和鼓励孩子。例如，"你发明的这个游戏真有趣"或"我太喜欢你这个创意了"。多动症儿童往往自信心不足，在游戏时间家长的欣赏和称赞可以重新树立孩子的信心，帮助孩子看到自己的积极面。同时对家长也是一个提醒，不是一直陷入多动症的困扰中，发现孩子能干、有趣的一面，构建和谐的亲子关系。

三、如何改善多动症儿童与同伴的关系

从上幼儿园开始，孩子在学校的时间和在家的时间差不多可以对半分，同学关系也就成为一个非常重要的关系。良好的同学关系有利于儿童获得价值感，培养社交能力，顺利完成学业，形成健康的人格。反之，不良的同伴关系可能导致孩子学校适应困难，出现心理行为问题。研究表明，多动症儿童的同学积极提名（每个同学提名自己喜欢交往的 3 个同学）和社会喜爱度显著低于正常儿童，比正常儿童遭受同伴拒绝的概率更

高。在和多动症儿童家长访谈过程中，发现三年级似乎是孩子同伴关系的一个分水岭。多动症儿童的同学关系几乎处于低谷状态。通过对同学和老师的访谈发现，儿童的行为表现、学业成绩、性格特点、个人特长是影响同学关系的重要因素。不受欢迎的特质主要包括脾气暴躁、攻击行为、扰乱课堂秩序等。多动症儿童不受欢迎的原因也显而易见，如何帮助多动症儿童应构建良好的同伴关系至关重要

（1）自信心提升训练　笔者会把自信心提升训练排在第一位，这让很多家长非常诧异。他们原以为让孩子如何学会控制行为，如何学会人际交往，如何变得让别人喜欢排在第一位。我们常说刷存在感，多动症孩子首先要在同伴群体里建立存在感，这个存在感来自两方面。一方面是孩子自己有存在感，另一方面是同伴感觉到他的存在。而提升存在感的前提是对自己有信心。和多动症儿童交流发现他们非常不自信，觉得自己就是不好的孩子，没有人愿意和自己玩。当孩子在班级里有了自信以后，他会更愿意在班级里表现自己，也更有信心获得同学的喜爱，才会付诸行动去努力建立同伴关系。

笔者特别鼓励家长发现孩子的特长，在某一方面培养孩子成为班级在这方面最好的。数学、语文、书法、体育、美术等，总有一方面是孩子可以做到班级里最好的，不一定是学习成绩。例如，孩子跑得很快。根据这个特质，让孩子训练跑步，可以在学校的运动会上大展风采。当他可以代表班级去参加学校的运动会，赛场上同学为他加油欢呼的时候，他就是班级里最棒的。在跑步这件事情上他有了自信，也在同学心目中有了一席之地。每个孩子都是独特的个体，每个多动症儿童都有自己的专长，我们要发现孩子的特长，在某一方面让孩子可以在同伴面前找到自信。

此外，多动症儿童家长还可以和孩子做一个游戏"优点轰炸"。家长可以记录下来孩子的优点，写在小卡片上，或者写在记录本上，定期给孩子看，最好不要超过一星期，让孩子经常看到自己的优点，提升自信。

（2）提升社交技巧　很多孩子的困扰是想和同学一起玩，但是不知道如何加入。必备的社交技巧是可以进行训练的。可以和孩子一起读绘本、看动画片，通过绘本和动画片中的角色扮演来帮助孩子了解怎样做才是受欢迎的。笔者经常推荐家长看《小火车托马斯》系列绘本，借用很多故事表述社交技巧，孩子更容易接受。还有动画片《小马宝莉》，关于友谊的动画片，非常形象地展现了友谊的要素，要比家长说教更有效。需要注意的是，家长最好可以和孩子一起看，一起探讨，有助于孩子学习技巧，而不是看热闹。

还有一个比较好的实践机会就是在家里来了同学或其他小伙伴的时

候，观察孩子，对孩子做得好的地方及时表扬，强化孩子的进步。

（3）学会应对社交困境　让多动症儿童社交退缩的一个主要原因是同伴的嘲笑，孩子的应对方式通常是充满攻击性的行为回应。而家长告知孩子的应对方式主要有两类：一类是别人说你一定是你有问题，你找找自己的问题再说别人；另一类是不用搭理，时间长了他就不嘲笑你了。孩子的攻击性回应方式往往让他的同伴关系更糟糕。而按照家长的回应方法，第一类，孩子觉得非常的委屈，在外边受同学的欺负，在家里也得不到家长的支持。家长也反思说似乎自己已经先入为主了，认为一定是自己的孩子惹到同学了。第二类方式，时间长了，孩子往往成为同学固定的嘲笑对象。

虽然每个孩子的方式不同，但在应对同伴的嘲笑时，笔者还是建议家长告诉孩子正确的应对方法。如果孩子语言表达能力好，建议孩子可以用玩笑的方式进行回应。例如考试成绩差，同学说孩子比较笨。孩子可以回应"考试不好不能说明笨。我学画画就学的很好（我学跆拳道老师经常表扬我等类似的话）"。一方面是说给同学，另一方面也是让孩子说给自己，不要因为别人的评价而失去对自己的信心。如果孩子性格比较内向，不擅长表达，可以让孩子用到前面提到的"我信息"技巧。告诉同学"我很不喜欢听""我很难过""我很生气"等。告诉同学嘲笑行为对自己的影响，降低同学重复这一行为的可能性。

（4）管理情绪和行为　多动症儿童更容易冲动，和同伴发生矛盾时，容易情绪激动、行为失控。因此，让孩子学会管理情绪和行为，可以减少和同伴之间的冲突发生。对于这一点，比较好的方式是采用第八章行为治疗中的阳性强化法，和孩子一起建立一个奖励机制，帮助孩子学会有意识地控制自己的冲动行为。

四、如何改善多动症儿童与老师的关系

孩子在上幼儿园之前，家长是绝对的权威，可以做到说一不二。但是上学以后，家长都发现，孩子更听老师的话。在学校，老师是孩子心目中的权威。此时，孩子渴望老师的认可和表扬甚至超过了对家长认可的渴望。因此，和老师保持畅通地交流，让老师协助孩子发展是非常重要的。

有一个现实的困境是多动症儿童在学校的症状呈现程度要比在家里严重。在家里毕竟是一个相对宽松的环境，孩子弄弄这个、弄弄那个，都是家庭活动中常见的现象，尤其是孩子在看动画片的时候可以安静较长时间。但是在学校不一样，因为上课时间的限制，孩子很难做到一节课不

动，在座位上扭来扭去，东张西望，招惹同学，甚至离开座位走动，在老师眼里这些行为都是"不能忍受的"，因为严重影响了课堂秩序。当老师反馈给家长时，家长往往觉得老师很夸张，情况并没有这么严重。当老师提出家长陪读或者转学时，家长觉得老师太过夸张，从而导致家长不愿意和老师沟通，双方难以建立合作关系，同时也增加了师生关系的紧张度。

因此，家长要反思自己是否对老师有不理解或者抵触情绪，认识到只有和老师建立合作关系，才有助于孩子的健康发展。首先，家长要体谅老师的行为。一个班级有几十个孩子，如果老师不严格管理，课堂秩序不能保证，教学任务也很难执行。对于多动症儿童，老师需要付出额外的精力理解和关爱，的确增加了老师的工作负荷。当可以理解老师的时候，家长也能够放下自己的抵触情绪，和老师好好沟通。有过教学经验的老师可能对多动症有较好的认识和理解。没有相关经验的老师，家长应和老师沟通，让老师认识多动症，理解孩子的表现，知道如何和多动症儿童互动。笔者也遇到过一些小学的班主任来学心理学，就是希望自己能够应对班级里的"问题孩子"。大部分老师还是非常希望自己能够应对孩子的问题。家长可以和老师经常交流自己制定的矫正计划，争取获得老师的配合，家校共同努力，孩子的进步空间更大。

案例4：

＊瑶瑶，女，10岁，多动症患儿。刚刚诊断为多动症，进行药物治疗，同时妈妈希望可以进行行为治疗。在家里，妈妈和瑶瑶制定了详细的行为管理计划，非常用心。但是困难的一点是，老师经常打电话告状。老师一告状，妈妈就很难执行计划了。例如瑶瑶做到了约定的行为，本来要奖励。结果老师打来告状电话，妈妈一生气就取消了孩子的奖励。执行了半个月的行为治疗计划被迫终止了。笔者建议妈妈和老师沟通，告知老师自己在做什么。争取老师的配合，也希望老师可以在学校多表扬瑶瑶的进步，让瑶瑶更有信心。沟通以后，妈妈和老师协商，除非瑶瑶打伤了同学或者犯了严重的错误，平时老师不和妈妈交流这些，周六上午是妈妈和老师都相对空闲的时间，可以通过电话了解孩子的情况。另外，老师也在学校及时表扬瑶瑶的进步。瑶瑶觉得非常开心，还参加了小组长和语文课代表的竞选。虽然没有选上，但是老师表扬了瑶瑶勇敢的行为，让瑶瑶做代理小组长，试用期一周，如果表现好就可以转正。老师的做法很大程度上激发了瑶瑶的动力。

　　家长和老师建立家校合作关系，重视多动症儿童的同伴关系构建，为多动症儿童提供一个接纳的环境，发展多动症儿童的社交技巧，可以有效改善多动症儿童的行为问题。

第十章
多动症的脑电生物反馈治疗

　　多动症儿童注意缺陷、多动冲动是神经元物质代谢速度、大脑皮质神经元同步化速度和去同步化速度、神经元的兴奋性等方面的特殊大脑调节功能失调的外在表现，脑细胞会出现异常放电或放电形式的特异性、非特异性改变，随之出现脑电活动异常。目前，得到更多认同的是多动症存在神经系统和脑发育水平的相对滞后和脑神经递质的唤醒水平下降所引起的一系列症候群。如果能够通过一定的技术手段来加速神经系统和脑发育，提升唤醒水平，则可为多动的康复治疗提供新途径。

　　脑电生物反馈（EEG-Biofeedback）是与计算机相关的应用技术，主要用于生理心理性疾病的评定与治疗，作为一种新兴的无创伤诊断、治疗手段，具有不良反应少、疗效持久，越来越得到研究者和临床医生的关注与支持。脑电生物反馈技术之前主要应用于国家运动员或宇航员的专业培训上，后来由于技术推广被普遍运用到众多领域，近年来在儿童专注力提升方面得到了长足发展。

一、多动症的脑电生物反馈基本原理

　　脑电生物反馈的基本理论认为脑电活动可以通过持续地反馈学习得到有目的性的调节和控制。大脑是由神经网络联结的一个复杂的反馈控制与调节系统，包含自我调节状态、注意力、行为及情绪等方面的网络联系。相互之间的联系状态可以通过脑电节律、脑电频率以及脑波位相特征等方面得到一定程度地观察和呈现，频率变化、波幅变化、脑电功率与唤醒水平存在关联。通过强化脑电的某种特定频率训练可以提高短暂的唤醒水平，脑电频率和唤醒水平不仅有关联，且大脑能够依据脑电变化做出具有调整意义的回应性反应，以此来提高自身唤醒水平的能力。这种反馈环路可以直接评估唤醒水平的调节机制，而且通过反复强化特定的脑电活动可以使反馈环路调节得到巩固和强化。

　　关于多动症儿童的脑电生物反馈有较多研究者进行了神经生理学解

释，认为在安静状态时脑电活动在 α 波、θ 波占支配地位，在兴奋状态时脑电活动向 14Hz 以上的 β 波活动转移。多动症儿童的注意缺陷型很少产生 14Hz 以上的 β 波，他们的脑电活动以 4~8Hz 的 θ 波为主，大脑唤醒水平低。多动冲动型虽然主要表现为大脑发育迟滞，大脑发育落后的特征，但也同样存在 θ 波增多、β 波减少的现象。脑电生物反馈干预治疗可以有效改善多动症脑电活动水平，并使其得到加强、优化和巩固。

多动症儿童的核心问题是他们的脑神经往往不能在较枯燥的环境下很好地实现自我控制。脑电生物反馈将人体平时无法随意控制的神经系统信号加以放大，并转化为可感知到的视觉、听觉信号，孩子则可以通过主动控制来强化锻炼某一频段的脑电波形。比如，类似于网瘾人群往往依靠网络游戏带来的高度刺激获得注意力集中，一旦他们的刺激环境降低，在较枯燥的学习课程和工作中则容易犯困，脑神经自主控制能力降低，从而导致无法集中注意力学习。脑电生物反馈通过脑电活动的波谱找出人体集中注意力时的 β 波及感觉运动节律 SMR 波，通过实时训练，提高注意力区间有效波长，使脑神经细胞逐渐习惯在枯燥的环境下产生 β 波及感觉运动节律 SMR 波，抑制注意力不集中和过度焦虑，让大脑养成高速用脑习惯，从而达到增加注意力和提高学习效率的效果。

二、多动症的脑电生物反馈技术应用

脑电生物反馈以操作性条件反射为理论基础，利用电子仪器对自主神经系统的活动状态进行监测，并把监测信息过滤选择后放大成听觉、触觉和/或视觉信号等，受试者根据反馈信息进行特定方式的调整，最终达到选择性增强或降低特定频段范围的脑电频率和波幅来达到改善症状的治疗目标。脑电生物反馈仪的系统软件能够自动分析脑电信息，通过信号转换以视听反馈的形式反馈给受试者，并提供相应的奖励或禁令信息，并根据这个信息做出相应的思维和/或行为方面的调整。

脑电生物反馈治疗通常由专业指导者提供反馈训练的理论、反馈、目的和操作性指导。头皮电极安置位置应用较多的是感觉运动带和/或颞叶，较多研究者对多动症儿童的研究发现，在中央点有过多的 θ 波出现，在中央点出现 12~15Hz 的 SMR 波对多动冲动型多动症有较好的行为改善效果。通常在感觉运动区开展生物反馈训练时，电极放置在 C3~T3 点，效果较为满意，并得到广泛应用。

由于大脑履行职责的能力是被逐步增强的，脑电生物反馈需要长期训练，需要长达几个月、几十个月甚至更长时间的训练。在实际治疗过程中，专业指导者帮助受试者逐步了解原来并不了解的脑电状况，以及脑电的变化过程，并使受试者学习并控制生物反馈仪显示的反馈信号，提升SMR波有助于减少多动行为，提升 β 波有助于提升注意力，使孩子学会调节生理及心理变化。

脑电生物反馈治疗比较典型的装置是让受试者在沙发椅上观看训练过程的视听反馈视频，同时专业指导者监视另外一个视频，监测视频实时显示训练过程中受试者的详细脑电图以及训练反馈信息的实时数据。训练时要求达到符合阈值设定范围就给予奖赏，超出此范围时就禁止奖励或惩罚。多动症儿童是多动调皮的年幼儿童，奖赏过少可能难以达到预期效果，因此阈值的设定应结合训练条件和要求而合理设置。有研究者在训练中，将奖励设置为 70% 的平均水平，抑制设置为 20% 的平均水平，并根据训练情况随时调整阈值，以达到更好的训练水平。

通过长期生物反馈训练，达到抑制 4～8Hz（θ 波）慢波活动，增强12～16Hz（SMR 波）或 16～25Hz（β 波）快波活动，提高多动症儿童的唤醒水平，改善症状。脑电生物反馈治疗通常 20～40 分钟/次， 3～5 次/周，至少进行 1 个疗程（20 次）以上，方可达到一定的效果。随着疗程的延长，治疗效果更为有效且稳定。

案例1：

* 小迁，男孩，年龄 8 岁，小学二年级。在幼儿园时小迁就是一个好动的孩子，喜欢跑来跑去，戏弄同学，爱发脾气，有时候同学还不知道怎么惹到他了，他就已经动手打人了。

小学一年级以后，要完成幼儿期向儿童期的过渡，学校制度和管理都比以前要严格很多，学生逐步转变为以学习为目的的群体学习方式。老师的教学要求也不再像幼儿园那样宽松，言行坐立走、德智体美劳都有了规范化的要求。本以为小迁能够随着一年级的开始，而渐渐地改变以前的"陋习"，可是令大家失望的是没有看到任何改变。

小学一年级的第二个学期，小迁的多动问题仍然明显。容易亢奋，注意力难以集中。纪律很差，爱做搞怪表情，大呼小叫，动来动去，有时在课堂上发出怪异声音，打断老师讲课。喜欢拿文具之类的东西玩，还偷偷放进嘴里。常常与同学发生争执，没有人愿意和他同桌。生活习惯较差，擦鼻涕的纸巾随地乱扔。

老师说小迁的行为影响到了他的学习成绩、同学关系，这会耽误孩子的健康成长。父母也意识到了问题的严重性，带他到儿童医院看病，验了血，做了很多量表，还做了很多检查，医生根据检查情况诊断为多动症，开具了治疗药品盐酸哌甲酯（专注达）。

小迁用药两周以后，多动和注意力不集中的行为问题有了一些改善，但也伴随着一些新的问题出现，胃口变得很差，不愿意吃饭。妈妈想尽办法做一些他喜欢吃的饭菜，可是他连最喜欢吃的红烧排骨都吃不下几块，人也变得消瘦了一些，最近还老是说肚子不舒服。

一年级暑假，小迁父母几经周折找到了某大学教授，根据以往的检查报告单和治疗经历，又做了视听混合持续性注意力测验，被诊断为混合型多动症。通过知情同意，小迁父母申请加入了教授的一个关于多动症儿童的脑电生物反馈治疗研究项目，可以免费进行生物反馈治疗和评估。

小迁第一次来治疗时，好动的他对治疗室外的等待区产生了极大的兴趣，治疗师没有急于和他谈话，而是问他喜欢吗，他说喜欢，治疗师说那就玩一会儿吧，于是他就开始了他的"探索"，一会儿摸摸卡通玩具，一会儿玩玩迷你秋千。

不到10分钟，小迁就和治疗师熟悉起来了。治疗师见他玩得差不多了，就把他带进了治疗室，开始了治疗中的对话。

治疗师：知道老师叫你来干什么吗？

小迁：不知道（笑着摇头）。

治疗师：因为老师特别喜欢你，想和你做朋友（听到这里他又忍不住腼腆地笑了）。

治疗师：你愿意吗？

小迁：愿意。

治疗师：咱俩先做个游戏，好不好？

小迁：好（似乎很感兴趣）！

治疗师：那好，现在像老师这样坐直，手放在腿上，不许乱动，谁先动谁就输了，五分钟时间，能做到吗？

小迁：能！

治疗师：老师不信，真的能吗？得五分钟时间呢！大声告诉老师能做到吗？

小迁：能（声音大了很多）！

治疗师：好，计时开始！

（室内非常安静，小迁端坐着，坚持了大概两分钟的时候，他的一个手指开始抠裤子，治疗师知道他快坚持不住了，于是接着和他说话）

治疗师：小迁，有老师和同学反映说你上课特别爱动，老师以为是你管不住自己，但是刚才你坐了两分钟了都没有动，所以我知道你肯定是个有定力的孩子，你可以管住自己的。告诉老师，你能吗？

小迁：能（声音很小）。

治疗师：大点声告诉老师，你能管住自己吗？

小迁：能（声音大了些）！

治疗师：再大点声告诉老师，能不能？

小迁：能（声音很大，且仍然端坐着，手指也不抠裤子了）！

（因为是第一次来到治疗室进行脑电生物反馈训练，经过上面的预热活动，小迁与治疗师已经熟悉起来并建立了比较信任的合作关系）

治疗师：接下来我们进行一个像是游戏一样的训练，它可以帮助你认真听老师上课，也能帮助你和同学友好相处，让同学们更喜欢你，你愿意吗？

小迁：愿意啊（目光露出一丝期待）！

（治疗师一边擦拭着银盘电极的头皮放置点、耳垂放置点，一边和小迁聊着天，进一步加深友好的合作关系）

治疗师：接下来请你选择一个坐着舒服的姿势，闭上眼睛什么都不想，保持放松的状态，也可以慢慢地放慢呼吸，好吗？

小迁：好的。

治疗师：很好，三分钟已经过去了，你都没有动，也没有着急，真的好棒！接下来屏幕上会出现一些小的动画游戏，你认真地看着，手脚都不要动，认真地思考，让游戏任务能够完成好吗？

小迁：什么游戏啊（小迁有点茫然）？

治疗师：老师一会儿再跟你仔细地说一下，你就会清楚了，好吗？

在治疗师的引导下，小迁完成了两项动画游戏任务，用时约20分钟。虽然还不是那么顺畅，还是忍不住出现手脚和身体有不自主的动作，但是小迁还是投入了很多的注意力，配合老师的引导，积极主动去完成游戏任务。

训练完成后，小迁又完成了3分钟的放松状态下的脑电基线值评估。虽然脑电波谱的频率、波幅和相对功率并没有太大的变化，但是作为第一次的训练已经开启了一个良好的开端，我们已经看到了小迁病情康复的曙光。

治疗师：今天我们的训练就结束了，答应老师回去以后上课要认真听讲，不做小动作，对同学友好一点，好吗？

小迁：好的。

治疗师：遇到什么不开心的事，下次来的时候也跟老师说，好吗？

小迁：好的，老师。

治疗师：有什么开心的事，下次来的时候也跟老师说，好吗？

小迁：好的，老师！

今天，是小迁第一次脑电生物反馈干预训练，是一个崭新的开始，要建立好治疗关系，引起孩子的治疗兴趣，取得孩子的积极合作，才能达到良好的治疗效果。在治疗过程中治疗师为了建立良好的治疗关系，做了很多治疗前的情感铺垫，先进行了一个保持静坐不动（脑电生物反馈治疗需要静坐）的游戏，既为接下来的训练做了前期准备，又加深了与孩子的情感联结。

随后几个月，通过长期的治疗接触，小迁很愿意来治疗师这里进行康复训练，坚持了 3 个疗程 60 次的干预治疗，取得比较令人满意的疗效。脑电波谱的频率节律、波幅能量都有了改变，θ 波明显减少，β 波明显增多，SMR 波也明显增多，脑电相对功率 θ 波降低 18.5%；θ 波增高 23.9%；SMR 波增高 16.2%；θ/β 降低了 29.7%，脑电活动的评估指标令人满意。多动、冲动、注意力散漫、调皮捣蛋、同伴关系都得到了明显改善，家长和老师都给予了较高评价。

三、多动症的脑电生物反馈实施方案

脑电生物反馈治疗仪通过生物电极采集脑区的电信号，通过生物电放大器把微弱的脑电信号放大若干倍数，呈现在显示屏上可以实时观察和监测脑电波谱的活动状态。θ 波、α 波、SMR 波、β 波都可以实时呈现，反馈给受试者和主试人员，从而指导受试者实时调整自己的思维、注意、记忆、想象等认知和执行功能的表达状态，从而让大脑进入理想波形的运行状态。多动症儿童通过这样的方式让自己大脑中的注意力 β 波和感觉运动节律 SMR 波处于良好的兴奋状态，学习并学会运用这样的技能，把这种技能应用于学习和生活中去，从而提高注意力和减少多动。

（1）脑电生物反馈实施的基本要求 测试要求室内保持安静，光线柔和。受试对象在测试前要求头发干净，减少污物和皮脂对电信号的影响。测试前再用磨砂膏和酒精擦拭受试对象的电极安置点区域，清除头部皮脂，减少测试干扰。安放电极的头皮位点涂导电膏，以增强脑电信号传导。测试前 48 小时禁用精神兴奋药物，测试前至少 2 小时禁用咖啡类食物和吸烟。

根据国际通用的 10-20 系统要求选择电极安置点。通常选择中央点或额叶点作为记录电极安置点。在干预治疗中可以选择中央顶点 Cz、左前额 Fp1、右前额 Fp2 作为正极安置点，右侧耳垂 A2 作为负极安置点，左侧耳垂 A1 作为参考电极安置点。这些位点的电极信号与多动症关联密切且稳定可靠。电极信号通过生物电放大器连通至生物反馈仪生物信号采集处理系统，实时显示在显示屏上（图 10-1）。

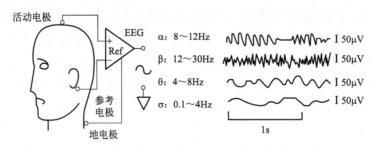

图 10-1　脑电生物反馈的电极位点连接图示

（2）脑电生物反馈训练的基本过程　测试过程中指导受试者靠坐于沙发椅上，闭目、不眨眼、保持安静、全身放松。干预训练开始前记录 3～5 分钟脑电基线值变化进行初始评估，根据所获得的脑电波形的基础数值，设定干预治疗的奖罚阈值。阈值设定范围为约 70% 即可获得奖励。

阈值设定后，根据提前设计好的训练程序内容完成当日的干预训练，时间约 20 分钟。干预治疗过程中给予孩子专业的生物反馈训练指导，让其掌握脑电波的变化原理以及生物反馈的目标任务等。通过事先设计好的操作程序，努力想象，使显示屏上的图像按照目标设计不断变化，在达到要求时就以奖励的方式反馈给多动症儿童，通过长期训练使其依靠自身调节便可以持久地改变脑电活动特征，从而学会调节脑电活动的能力，学会在生活中改善注意力和多动症状。

干预训练后再进行 3～5 分钟脑电基线评估，监测干预前后脑电指标的变化，评估效果。整个干预时间持续约 30 分钟。干预治疗时通过抑制慢波 θ 波，提高快波 β 波为治疗方案。记录指标包括 θ 波（4～8Hz）、α 波（8～12Hz）、 SMR 波（12～16Hz）、β 波（12～30Hz）的频率、波幅和脑电相对功率，计算 θ/α 比值、θ/β 比值，观察受试者的脑电生理变化过程。

（3）脑电生物反馈训练的范式设计　多动症临床上分为注意缺陷型、

冲动/多动型和混合型，注意缺陷型更多地表现为脑神经递质低唤醒水平，多动/冲动型更多地表现为脑发育迟滞，两者在病因探索的理论模型机制有不同的认知架构。因此，不同亚型的多动症脑电生物反馈干预训练的范式设计方案上也存在差异。而且，在范式方案的内在细节上有很多研究者会根据自身的工作经验进行个性化设计，使脑电生物反馈的训练更为丰富多彩，疗效更加稳固有效。

在总体范式设计思路上，通过脑电生物反馈治疗实现：①注意力缺陷型，实现 β 波升高、θ 波降低；②多动冲动型，实现 SMR 波升高、θ 波降低；③混合型，实现 SMR 波升高、β 波升高、θ 波降低。以下通过 1 个疗程的范式设计举例，以供参考。

注意缺陷型多动症的范式设计见表 10-1。

表 10-1 注意缺陷型多动症的范式设计

阶段		训练目标	训练内容
开始	第 1 次	脑电认知评估 脑电基线值评估	IVA-CPT 评估 25 分钟 脑电基线评估 5 分钟
水平 1	第 2~5 次	训练 β 波升高	全参数基线测试 3 分钟 记录 β/θ 测试值 Trn-02-β↑-动画 10 分钟 Trn-02-1EEG↑-动画-数数 10 分钟 全参数基线测试 3 分钟 记录 β/θ 测试值
水平 2	第 6~10 次	训练 θ 波降低	全参数基线测试 3 分钟 记录 β/θ 测试值 Trn-02-θ↓-动画 10 分钟 Trn-02-1EEG↓-动画-游戏 & 卡通 10 分钟 全参数基线测试 3 分钟 记录 β/θ 测试值
水平 3	第 11~15 次	训练 β 波升高 训练 θ 波降低	全参数基线测试 3 分钟 记录 β/θ 测试值 Trn-02-θ↓β↑-动画 10 分钟 Trn-02-θ↓β↑-DVD 10 分钟 全参数基线测试 3 分钟 记录 β/θ 测试值
水平 4	第 16~20 次	训练 β 波升高 训练 θ 波降低	全参数基线测试 3 分钟 记录 β/θ 测试值 Trn-02-2EEG↓↑-动画-游戏 & 卡通 10 分钟 Trn-02-2EEG↓↑-DVD10 分钟 全参数基线测试 3 分钟记录 β/θ 测试值
结束	第 20 次	脑电认知评估 脑电基线值评估	IVA-CPT 评估 25 分钟 脑电基线评估 5 分钟

多动/冲动型多动症的范式设计见表 10-2。

表 10-2　多动/冲动型多动症的范式设计

阶段		训练目标	训练内容
开始	第 1 次	脑电认知评估 脑电基线值评估	IVA-CPT 评估 25 分钟 脑电基线评估 5 分钟
水平 1	第 2~5 次	训练 SMR 波升高	全参数基线测试 3 分钟　记录 SMR/θ 测试值 Trn-02-SMR↑-动画 10 分钟 Trn-02-1EEG↑-动画-游戏 & 卡通 10 分钟 全参数基线测试 3 分钟　记录 SMR/θ 测试值
水平 2	第 6~10 次	训练 θ 波降低	全参数基线测试 3 分钟　记录 SMR/θ 测试值 Trn-02-θ↓-动画 10 分钟 Trn-02-1EEG↓-动画-游戏 & 卡通 10 分钟 全参数基线测试 3 分钟　记录 SMR/θ 测试值
水平 3	第 11~15 次	训练 SMR 波升高 训练 θ 波降低	全参数基线测试 3 分钟　记录 SMR/θ 测试值 Trn-02-θ↓SMR↑-动画 10 分钟 Trn-02-θ↓SMR↑-DVD 10 分钟 全参数基线测试 3 分钟　记录 SMR/θ 测试值
水平 4	第 16~20 次	训练 SMR 波升高 训练 θ 波降低	全参数基线测试 3 分钟　记录 SMR/θ 测试值 Trn-02-2EEG↓↑-动画-游戏 & 卡通 10 分钟 Trn-02-2EEG↓↑-DVD 10 分钟 全参数基线测试 3 分钟　记录 SMR/θ 测试值
结束	第 20 次	脑电认知评估 脑电基线值评估	IVA-CPT 评估 25 分钟 脑电基线评估 5 分钟

混合型多动症的范式设计见表 10-3。

表 10-3　混合型多动症的范式设计

阶段		训练目标	训练内容
开始	第 1 次	脑电认知评估 脑电基线值评估	IVA-CPT 评估 25 分钟 脑电基线评估 5 分钟
水平 1	第 2~5 次	SMR 波升高 训练 θ 波降低	全参数基线测试 3 分钟　记录 β/SMR/θ 测试值 Trn-02-θ↓SMR↑-动画 10 分钟 Trn-02-2EEG↓↑-动画-游戏 & 卡通 10 分钟 全参数基线测试 3 分钟　记录 β/SMR/θ 测试值
水平 2	第 6~10 次	训练 β 波升高 训练 θ 波降低	全参数基线测试 3 分钟　记录 β/SMR/θ 测试值 Trn-02-θ↓β↑-动画 10 分钟 Trn-02-2EEG↓↑-动画-游戏 & 卡通 10 分钟 全参数基线测试 3 分钟　记录 β/SMR/θ 测试值
水平 3	第 11~15 次	训练 SMR 波升高 训练 β 波升高	全参数基线测试 3 分钟　记录 β/SMR/θ 测试值 Trn-02-β↑-动画 10 分钟 Trn-02-SMR↑-动画 10 分钟 全参数基线测试 3 分钟　记录 β/SMR/θ 测试值

续表

阶段		训练目标	训练内容
水平 4	第 16～20 次	训练 SMR 波升高 训练 β 波升高 训练 θ 波降低	全参数基线测试 3 分钟　记录 β/SMR/θ 测试值 Trn-02-θ↓-动画 10 分钟 Trn-02-2EEG↑-动画-游戏 & 卡通 10 分钟 全参数基线测试 3 分钟　记录 β/SMR/θ 测试值
结束	第 20 次	脑电认知评估 脑电基线值评估	IVA-CPT 评估 25 分钟 脑电基线评估 5 分钟

案例2:

* 小焉，女孩，年龄 10 岁，小学四年级。小焉在同龄孩子个头不算高，第一印象还是比较腼腆的女孩，但坐在椅子上没一会儿就开始手指搓着衣襟，脚也晃个不停。

妈妈反映小焉做作业时非常拖拉，磨磨蹭蹭，半小时也写不了几个字，而且经常马虎大意，不是看错了题，就是少写了个字，学习成绩也不理想。脾气急躁，遇到不合乎心意的事情就会生气、乱发脾气。在需要排队等候的场所没有耐心，东张西望，无法安静地排队等待。

在学校里，小焉上课时注意力总是无法持续地集中，经常听一两分钟的课就被其他无关的事物吸引。活动过多，常常手脚动个不停。喜好捉弄别人，比较冲动任性，很少考虑别人的感受，同学关系比较糟糕。

妈妈带小焉看病，做了智力测验，智商 96 分，处于正常水平。血常规、微量元素、脑电图等检查都处于正常范围。但是，关于行为问题的量表显示存在学习问题、同伴关系问题、多动问题，注意力测验能力也远低于同龄儿童，被诊断为注意缺陷型多动症。

小焉被诊断为多动症以后，几经辗转来到了某大学的儿童行为发育研究中心进行脑电生物反馈干预治疗。考虑到小焉每天要上学，干预训练安排每周 4 次，每周二晚、周四晚、周六上午和周日上午，每次训练时间 30~40 分钟。因为是注意缺陷型多动症，在训练内容上采用以提高 β 波为主的训练范式进行模块化的干预训练。

经过 2 个疗程的脑电生物反馈治疗，小焉的病情有了一些改变。家长最明显的感受就是作业没有以前那么拖拉了，马虎的情况也有改善。老师也反映小焉上课时的小动作明显减少了，脾气也稳定了。小焉脸上的笑容也多了起来。

四、多动症的脑电生物反馈治疗效果

脑电生物反馈是治疗多动症的一种应用前景很好的非药物治疗方法。以往，多动症的初级治疗通常采用药物治疗，尤其是精神兴奋药物的应用。然而，目前大约有 20% 的多动症儿童表现为药物治疗效果不佳或无效，与此同时，许多药物的不良反应越来越难以被多动症儿童及其家长接受，如生长发育迟缓、睡眠障碍、食欲下降等。通过长期的随访研究发现，在调查的 7 ~ 9 岁用药半年以上的多动症儿童中大部分在停药的两年内注意缺陷、多动冲动等症状再次出现。脑电生物反馈治疗的研究中，多动症有较大比例也取得了较好的疗效，效果与药物治疗相比几乎相同，却少有不良反应。

目前，社会各界对脑电生物反馈治疗多动症的效果均持比较肯定的态度，可以提高多动症的注意保持、反应抑制以及反应的稳定性等能力。绝大多数研究者认同脑电生物反馈治疗能够有效改善注意力分散、冲动多动等症状，对伴随的学习、情绪、社会适应等问题也有所改善。学龄儿童的多动症通过多个疗程的脑电生物反馈干预训练，在短时记忆、注意能力、分类加工以及信息整合速度等方面均有提高，有效改善多动症儿童的认知功能和执行功能。随着训练疗程的加长，通常可以获得更加稳定的治疗效果，达到完成任务能力增强，预期错误减少，注意力集中和注意力保持稳步提升的目标。

有研究者对多动症儿童进行了包括利他林、脑电生物反馈及父母养育方式之间的对比分析，脑电生物反馈训练有效增加了 β 波，降低了 θ 波，而且症状改善相对来说最为持久，即使停止生物反馈治疗后，疗效也更稳定，显示了神经生理功能的改善最为令人满意。从行为治疗的角度也发现脑电生物反馈可以改善前额皮质-纹状体去甲肾上腺通路功能，对执行控制的各个方面有所改善。众多学者的研究都支持脑电生物反馈干预治疗，相对其他治疗方式虽然起效缓慢，疗程漫长，但是从脑电活动着手，立足发病根源，特点突出，优势明显，对身体无损伤，不良反应小，具有良好的应用前景。

本研究团队通过对 6 ~ 12 岁多动症儿童的脑电生物反馈干预治疗也发现脑电相对功率指标 θ、θ/β 比值出现显著下降，脑电相对功率 β 显著提高。随着疗程数量的增加，疗效进一步加大并巩固下来（图 10-2、图 10-3）。

脑电生物反馈对多动症儿童有着持久的、积极的疗效，能长期改善多动症的核心症状，以及伴随的学习、情绪、社会等问题的改善。脑电生物

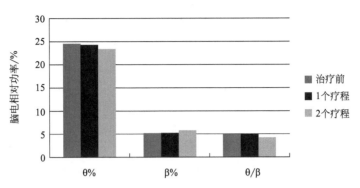

图 10-2 多动症儿童脑电生物反馈治疗 2 个疗程的脑电功率

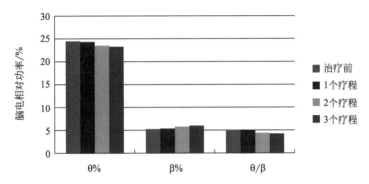

图 10-3 多动症儿童脑电生物反馈治疗 3 个疗程的脑电功率

反馈虽然具有稳定持久的疗效、较少的不良反应等优势，但同时也具有起效慢、耗时长、技术要求高等缺点，对于操作范式、阈值标准、训练情景、适时调试等方面还有待于更广泛地研究和推广。脑电生物反馈作为一种新兴的无创伤诊断、治疗手段和研究工具，应用范围逐步增多，但是其推广速度和推广范围却并不尽如人意。令人高兴的是，在我国脑电生物反馈治疗虽然起步比较晚，但临床诊断、临床治疗以及科学研究价值越来越受到重视。

案例3：

* 小翼，男孩，年龄8岁，小学二年级。小翼的学习并不理想，是一个大人口中典型的"熊孩子"，经常扰乱课堂秩序，欺负其他的同学，做出一些不符时宜的事情。

父母 20 岁时就生下了小翼，不懂得如何养育孩子。父母工作都很忙，经常不在家，在家也是自己玩自己的，很少照顾小翼。小翼平时跟爷爷奶奶一起生活。

上了小学，小翼上课不注意听讲，还老是捣乱，随便乱动，同学都不喜欢他。玩游戏时，没轻没重的，常常误伤小朋友，很难遵守游戏规则。做作业磨蹭拖拉，字写得乱七八糟，看都看不清楚，还丢三落四的。

直到有一天，小翼的妈妈被请到了学校，小翼用一个木棍划伤了一个女同学的脸，有一条 2 厘米的口子，还流了一些血。老师又列举了不少小翼类似的"恶习"，劝说小翼妈妈带他去看看是不是多动症。于是父母带小翼去医院检查，诊断为多动症，在医生的建议下，开始服用药物盐酸哌甲酯（专注达）治疗。

经过一段时间的治疗，病情稍有所改善，但不太明显。医生建议同时进行脑电生物反馈治疗。治疗方案是每周 4 次，20 次为一个疗程。小翼坚持治疗了 3 个疗程，症状改善明显。脑电波谱的频率、波幅都较干预治疗前有所好转，脑电相对功率指标 θ、θ/β 比值显著下降，脑电相对功率 β 显著提高。小翼的治疗效果得到了家长和老师的认可。

五、多动症的脑电生物反馈应用前景

多动症的大脑功能失调包括感觉信息加工过程、执行功能、工作记忆、睡眠调节、疼痛调节以及情绪控制等，可能也包括免疫和内分泌系统的功能失调。脑电生物反馈是以调整脑电频率和脑电波幅为基础，进行大脑功能机制的调节，使大脑功能达到最佳状态。

脑电生物反馈可以激发大脑皮层兴奋度，使快波节律加快，慢波节律减慢，促进大脑皮层成熟程度和脑神经递质唤醒水平有效提升，进一步增强多动症儿童的注意、选择、抑制及自控能力。脑电生物反馈从促进脑发育领域治疗多动症，所获得的临床疗效和理论成果对探索病因、发病机制具有重要参考价值，有助于深入探索和验证多动症的脑反应抑制缺损理论。

脑电生物反馈疗效持久，不良反应小，可以有效提高多动症的认知和执行功能，成为干预手段中越来越被认可的方法。脑电生物反馈在干预治疗过程中能够完成注意力水平的定量、客观的评定，实时监测脑电活动特征的变化过程，便于进行治疗前后的效果比较，也便于进行治疗阶段性的效果比较。脑电生物反馈是解决多动症症状及伴随问题的钥匙之一，可以单独使用，或与药物同时使用，或在药物治疗无效后使用，基本不存在禁忌证，有良好的应用前景，成为有效的可供临床应用的诊断及治疗手段，并得到广泛推广应用。

脑电生物反馈治疗将大脑皮层各区的脑电活动节律反馈出来，利用大脑思考所发出的电波，分析大脑的注意力程度，通过程序互动，使孩子通过有意识的"意念"控制动画的变化，从而达到提升注意力的目的。为了更好地挖掘孩子自身的潜能，符合年龄心理发展规律的动画设计以及科学合理的内容设计才能通过生物反馈把脑的潜能激发出来，实现学会科学用脑解决生活和学习等工作任务。动画取材、动画音乐、动画情境、动画维度、动画难度、阈值标准、监测脑波、波谱量化等众多方面都越来越得到临床工作者和科学研究者的关注和应用拓展，越来越匹配脑电生物反馈在多动症治疗中的应用，疗效越来越显著稳定。

多动症儿童在临床上有三个分型，每个分型所表现出来的症状和脑发育问题存在一定的差异，所呈现出来的脑发育迟滞和脑神经递质的唤醒水平也存在不同，脑电生物反馈的治疗方案需要根据差异进行适度的匹配性调整，有针对性地进行干预治疗。注意缺陷型主要侧重于提高注意力的 β 波训练，多动/冲动型主要侧重于感觉运动节律的 SMR 波训练，同时兼顾各种症状及脑电活动特征进行综合性干预治疗，取得较为全面和稳固的治疗效果。

注意力不是天生的，更多的是需要后天的培养。社会各界需要关注、关爱并重视多动症儿童的症状问题以及康复治疗，培养能够为社会发展做出贡献的有用人才。脑电生物反馈治疗多动症取得了较好地研究进展，也取得了较好地应用成果。但是不管在科研领域还是在临床应用范畴，脑电生物反馈的应用还存在着巨大的探索空间，需要我们不断地努力开拓和创新。通过实时监测脑电波谱，依据生物反馈原理，运用自主协调技术，采用易于接受的意念游戏、音乐、图像、意境、幻境等多种训练方式，平衡并提升脑波状态，使受试者达到自主神经系统平衡协调，消除焦虑、恐慌、冲动等负面情绪，提升专注、秩序、奋进等正向行为，改善躯体疾病，实现身心健康。

第十一章
多动症的药物治疗

　　多动症的药物治疗在临床上较为普遍，虽然国内外多项研究表明药物治疗对多动症具有较好的疗效，但人们对于多动症儿童药物治疗的作用有很多误解。受"是药三分毒"的传统思想影响，使得很多家长在选择药物治疗多动症的时候充满顾虑，药物治疗是否会影响孩子的智力发育？是否会产生不良反应？药物治疗会不会导致儿童对药物依赖？停药后会不会反弹？药物治疗往往是无奈的选择，在使用药物的同时也充满顾虑，既希望孩子康复早日停药，又担心停药后孩子的症状反复。在给孩子选择药物治疗之前，家长应该尽可能多地了解相关的背景信息，为孩子选择合适的药物及剂量，避免过度担忧导致的用药不当。本章将对药物治疗相关知识及研究结果进行分析和阐述，用客观科学的态度看待药物治疗。

一、多动症治疗药物概述

　　药物治疗对于多动症儿童来说，既应用广泛，又备受争议。学龄期多动症儿童和青少年的短期、长期药物治疗的研究非常完善，越来越多的临床研究证实多动症的药物治疗有效。同时，药物治疗是否对患有多动症的学龄前儿童有效和安全使用的争论还在继续。

　　目前经美国食品及药物管理局（Food and Drug Administration, FDA）批准的多动症治疗药物主要有两类，一类是兴奋剂（哌醋甲酯等），另一类是非兴奋剂（托莫西汀等）。兴奋剂药物可以通过提升神经细胞之间神经递质的含量发挥作用，而非兴奋剂药物通过减少神经细胞对神经递质的重新吸收发挥作用。

　　药物治疗经证明能够有效改善多动症儿童的行为，提高学业成绩及社会适应能力，有效程度达 50%～90%。在双盲实验中，实验组和安慰剂对照组比较，药物治疗的效果量相对安慰剂所得的平均值为 1.0（在精神药物治疗中，1.0 是很高的效果量）。药物治疗对于有些儿童，是唯一的选择。有 10% ~ 30% 的多动症儿童对任何药物都不能产生积极反应。甚至在极个别案例中，药物治疗使孩子的症状变得更为严重。孩子对药物的反应如何还取决于多种因素，如年龄、严重程度、耐药性等。因此，药物不是治疗多动症儿童的万能钥匙。多项研究证明，药物治疗与非药物治疗（心理教育、心理咨询、学校教育等）相结合的效果更为可取。

（一）兴奋剂药物

兴奋剂药物是治疗儿童多动症的首选药物。兴奋剂这个名称本身就非常容易引发家长的误解。孩子原本多动，还要吃兴奋剂，岂不是雪上加霜？加之在老百姓的理解中，兴奋剂就像酒精一样，可以让人过度兴奋、情绪亢奋。事实上，这些兴奋剂药物的作用恰恰相反，它们激发的是大脑抑制功能的兴奋性。也就是说，兴奋剂药物唤起儿童脑部负责抑制行为区域的兴奋性，让孩子的大脑对目标的注意力更加集中，并增加了行为的自我约束力。下面以兴奋剂药物中最具有代表性、应用最普遍的药物哌甲酯进行阐述。

哌甲酯（商品名为利他林，缓释剂商品名为专注达）在全球范围内用于治疗多动症儿童已超过 60 年。目前看来，有 50% ~ 65% 的多动症儿童，兴奋剂药物是唯一能改善他们行为问题的药物。哌甲酯对多动症注意力不集中、多动、冲动、攻击性等核心症状都有较好的治疗效果，从而帮助儿童更好地控制自己的冲动行为。有证据表明症状控制与功能改善密切相关。荟萃分析结果表明，哌甲酯可改善多动症儿童教师报告症状、教师报告一般行为和家长报告生活质量。原因是哌甲酯对多动、冲动和注意力不集中的主要症状均有积极作用。不同性别、不同亚型患儿的药物反应存在显著差异性。女孩对哌甲酯较男孩有更好的反应。注意力不集中亚型的儿童对哌甲酯的反应低于混合亚型的儿童。

目前尚没有科学证明儿童多动症的发生单纯由于社会因素。医学上更倾向于多动症儿童存在生物学原因，大脑中执行抑制、注意和自我控制的特定区域出现了功能上的缺陷。这些区域的不活跃导致了多动症症状的出现。兴奋剂药物可以提升大脑的活跃度或者唤醒大脑的功能。如前所述，哌甲酯唤醒的是负责抑制行为的区域，从而提升儿童的自我约束力，减少多动、冲动、攻击等行为的发生。兴奋剂药物主要通过增加大脑中神经递质的活力来进行工作。目前主要学术观点认为，哌甲酯对多动症症状的影响与其对中枢神经系统内多巴胺能和去甲肾上腺素能神经传递的影响有关。多巴胺和去甲肾上腺素主要集中在大脑的前额叶等相关脑部区域，这些脑区被认为可能是导致多动症的区域之一。哌甲酯通过抑制儿茶酚胺再摄取起作用，主要作为多巴胺-去甲肾上腺素再摄取抑制剂，调节多巴胺水平和去甲肾上腺素水平。哌甲酯结合并阻断多巴胺和去甲肾上腺素转运体，神经细胞突触间隙中多巴胺和去甲肾上腺素浓度增加，导致数量增加或者保留时间变长。哌甲酯增加了脑细胞的活性，对抑制行为和提升自制力起到了不可忽视的作用。

口服哌甲酯的生物利用度为 11% ~ 52%。瞬间释放的哌甲酯的作用持续时间为 2~4 小时，持续释放和延长释放的哌甲酯制剂的作用持续时间分别为 3~8 小时和 8~12 小时。研究发现，持续释放和延长释放的方式带来了更多的便利，尤其对于学龄期儿童而言，可以减少儿童在校期间用药带来的安全性、保密性及间断性等问题。

多动症儿童药物干预的剂量在不同的儿童之间可能有很大的差异，其中一些儿童对相对较低的剂量有反应，而另一些儿童则需要较大的剂量才能达到同样的效果。因此，重要的是将哌甲酯的剂量用到最佳水平，使治疗效果最大化，同时产生最小的不良反应。通常情况下，哌甲酯剂量范围从 5 毫克到 60 毫克，每天 2~3 次。

临床上并不建议不停地使用哌甲酯进行治疗。研究表明，行为治疗（如行为父母培训、学校咨询、直接应急管理）和药物治疗相结合可能对多动症儿童效果更好。

（二）非兴奋剂类药物

非兴奋剂药物常用药物代表是托莫西汀（商品名为择思达），其作用机制是减少大脑神经细胞对自身释放的神经递质去甲肾上腺素的重新吸收，从而提升神经细胞间去甲肾上腺素的浓度。多项研究表明，托莫西汀可以改善多动症的临床症状，改善孩子的情绪和行为问题，减少家长对孩子的担忧。也有研究发现，托莫西汀在治疗多动症和共病焦虑障碍的焦虑症状有较好疗效。对于存在物质滥用问题或神经性痉挛严重的多动症儿童来说，可以作为首选药物。

非兴奋剂药物的疗效不如兴奋剂药物，不良反应比兴奋剂药物小。当儿童对兴奋剂产生严重的不良反应时（如情绪失控），可以选择非兴奋剂作为治疗药物。

二、常见不良反应

笔者的研究小组主要对多动症儿童进行非药物治疗，在和参与药物治疗的家长交流过程中发现，最为常见的药物不良反应是食欲下降和睡眠问

题。这也是研究报道中药物治疗最为常见的两种不良反应。当然，也可能
和这两方面备受家长的关注有关，尤其在服药的初期。家长一旦发现孩子
食欲下降明显，担心影响孩子的生长发育通常选择放弃药物治疗。这也是
家长寻找非药物治疗方法的主要原因之一。

目前还没有科学证据表明药物治疗多动症与严重（如危及生命）不良
反应的增加相关。典型短期随访研究有一些证据表明哌甲酯与非严重不良
反应（如睡眠问题和食欲下降）的风险增加有关。服用哌甲酯的患者发生
非严重不良反应的总风险比对照组增加 29%。最常见的不良反应是睡眠问
题和食欲下降。与对照组儿童相比，哌甲酯组儿童出现睡眠问题的风险高
60%（RR 1.60，95% CI 1.15~2.23；13 项试验，2416 名参与者），食
欲下降的风险高 266%（RR 3.66，95% CI 2.56~5.23；16 项试验，
2962 名参与者）。

（一）食欲下降

几乎所有的兴奋剂药物都会导致儿童食欲下降。因为用药时间通常是
在早上，所以多数服药儿童午餐食量下降，到了晚餐通常恢复正常。根据
兴奋剂药物的作用机制，空腹服用吸收和作用较快。国内外研究者通过对
比饭前、饭中、饭后服用兴奋剂药物的疗效，结果未发现显著性差异。但
饭前服用产生更强的不良反应。因此，建议饭中或饭后服用，减少胃肠道
不良反应发生。

案例1：

* 小涛，男孩，8 岁，小学一年级。开学一个月的小测验，班级同学基本
都在 95 分以上，只有他 65 分。家长非常着急，以为是孩子学习不适应，每天
督促孩子写作业。老师反馈家长上课注意力无法集中，课间活动的时候和同学
发生冲突，有冲动和攻击行为，同学都不喜欢和他在一起。后来去当地妇保院
诊断为儿童多动症进行药物治疗。刚开始出现食欲下降现象，中餐是在学校
吃，班主任反应不爱吃饭。但是因为学校要求光盘行动，每天班级有吃饭小组
长统计光盘情况。以往小涛中午吃饭都是光盘的，这周刚好担任统计小组长，
看到同学都吃完了，也强迫自己做到光盘，只是吃饭速度要慢很多。由于当时
没有其他好的办法，妈妈咨询了主治医生，并没有其他不良反应，医生建议继
续观察一段时间。两周后食欲下降现象基本消失。

（二）睡眠问题

　　常见的另一个不良反应是孩子在服药以后出现比平时晚睡的现象，有1/3～1/2的儿童在服药物以后晚上出现入睡困难的现象。令人意外的是，研究发现20%～35%的孩子入睡情况会比用药之前更好。由此可见，每个孩子的个体差异较大，出现不良反应的现象以及程度均不同，不能一概而论。但是，如果孩子在用药期间出现睡眠问题，应告之医生。可以通过减少剂量、提前用药时间或者是更换药物的方式解决。

案例2：

　　* 小杰，男孩，9岁，小学二年级。小杰是案例1中小涛妈妈同事家的孩子，并不在同一个学校。两人交流孩子的情况差不多，小杰诊断也是多动症。看到小涛治疗的情况较好，小杰妈妈也选择让孩子采用药物治疗的方式。用药后食欲下降明显，午饭、晚饭饭量都明显下降，家长反映好像一下子不知道饿了一样。并且晚上入睡困难，不肯睡觉，在房间跑来跑去，似乎比用药前更严重了。家长担心影响孩子发育，经和医生交流，改用其他药物治疗，不良反应也非常严重。最终只能放弃药物治疗方式。

（三）心率和血压

　　根据作用机制，兴奋剂药物可能在治疗多动症的同时导致心率和血压有所上升。研究发现，儿童和青少年（5%～15%）的血压和心率增高可能与兴奋剂类药物治疗有相关性。因此，长期使用药物治疗的儿童需要持续的心血管监测以确保安全，尤其对于那些在用药期间，短期内血压或心率增加的儿童。学龄期儿童建议记录血压和心率随时间的变化，根据年龄、体重指数和性别调整参数。专家建议多动症儿童实行药物治疗之前，应做到以下几点评估儿童的个体水平：进行临床面谈以检测任何心血管危险因素；测量基线心率和血压；每3～6个月重复一次测量；听诊以识别是否存在杂音等。如果孩子已经是高血压患者，应和医生讲明，在使用任何兴奋剂药物的时候都要考虑这一情况。

（四）神经性痉挛

　　神经性痉挛是发生率较低的不良反应，目前还不清楚兴奋剂药物引发多动症儿童发生神经性痉挛的概率。主要临床表现是孩子脸上突然出现抽搐现象，其他部位的痉挛也有可能出现，只是概率较低。有研究报道 10% ~ 15% 的多动症孩子会在童年时期出现抽搐现象。少数案例报告使用药物治疗的孩子由于服药抽搐变得更加严重。根据临床经验，在停药一周以后，抽搐一般就会恢复到原来的水平。少数案例会转化成为抽动秽语综合征，但并没有研究证明药物导致抽动秽语综合征发生。多数儿童不会出现这类问题，一旦出现建议立即停药。可以改为非兴奋剂药物进行治疗。

（五）如何看待药物治疗的不良反应

　　一般来说，治疗多动症的药物耐受性良好，饮食、睡眠等常见不良反应问题通常可以通过改变药物治疗方案或日常活动来处理。有研究报告哌甲酯可以降低儿童的身高和体重，也有发生暂时性精神病症状的报道（例如思维混乱、语速过快、过度敏感等）。任何一个不良反应都可能成为家长拒绝药物治疗的理由。笔者在精神科实习的时候，经常听到医生告诉精神疾病患者的家属，取了药以后说明书最好不要给患者看，因为有些患者非常喜欢研究说明书，例如疑病症患者，对身体健康过分关注，一看不良反应这么多不敢吃药了。药物说明书会把所有可能出现的不良反应都写上，就像在医院做手术之前医生的术前谈话，医务人员会把手术所有可能发生的并发症、糟糕的结果都告之患者或家属，但并不意味着这一切都会发生。

　　对于药物治疗的不良反应，要客观看待不良反应产生的影响是否大于多动症的影响。就像癌症的化疗一样，在杀死癌细胞的同时，化疗也杀死了正常细胞。不能因为这个不良反应而不实行化疗。此外，个体感受性的差异也导致对药物治疗的反应不同，如同现实生活中大多数人对青霉素不过敏，但仍有一些人过敏一样。有研究表明药物治疗会让孩子短暂出现身体发育不能达到预期的增长速度，甚至个别孩子会出现生长发育迟滞。但对于症状严重的多动症孩子来说，停药期间，孩子出现的意外伤害、家庭冲突等现象的伤害程度更大。针对药物的不良反应，要权衡利弊，尽可能减少和控制不良反应的发生，但不能因噎废食，忽视药物治疗的积极作用。

（六）药物治疗的长期影响

　　事实上目前并没有相关报告表明药物治疗多动症导致心血管疾病或是猝死等严重不良反应事件发生。但药物治疗儿童多动症的安全性一直备受关注，尤其是兴奋剂药物长期使用的风险颇受争议。目前对于药物治疗多动症儿童的长期影响缺乏病例对照研究。为了研究给对照组孩子多年服用安慰剂进行对照研究是违背伦理要求，也是非常不道德的。因此目前只能通过一些间接信息来判断药物治疗的长期影响。首先，药物治疗的短期效果都有效，未见严重不良反应事件报道。其次，常见的不良反应一般在停药后一周内基本消失，可以通过减少剂量、改变用药时间、停药等方式调整。最后，针对儿童的药物治疗研究至今没有发现持久的不良反应。

三、其他药物

当兴奋剂和非兴奋剂药物疗效不佳，或者出现严重不良反应不得不停药的时候，可以考虑使用抗抑郁药物。例如，三环类抗抑郁药被用于治疗儿童多动症和惊恐发作。和兴奋剂药物作用机制相似，抗抑郁药物能增加大脑内有效工作的去甲肾上腺素和多巴胺的数量，尤其是在前额叶。抗抑郁药物往往起效较慢，根据临床经验，一般在用药后1~2周才能产生稳定疗效。多动症相关的行为症状有时在用药后几天内发生改变，有时在用药后几周发生改变。因此，需要用药几周进行疗效观察，根据观察结果来决定是否需要调整剂量。研究发现，多动症儿童服用抗抑郁药物治疗最显著的效果是情绪改善。孩子变得不易发怒，情绪变好，注意力和冲动行为也有相应改善。

需要再次强调的是，治疗多动症儿童的首选药物是兴奋剂药物，其次是非兴奋剂药物，疗效更好，不良反应更少。抗抑郁药物只是在前两种药物疗效不佳时的备选治疗药物。

四、对药物治疗常见的误解和疑惑

在和家长的交流过程中，发现采用药物治疗的家长在用药初期非常焦虑，对药物治疗有很多的误解。举例如下。

（一）影响孩子智力发育

大部分多动症儿童家长在了解到药物是通过对大脑起作用来控制症状之后，最常见的误解就是担心药物对智力发育产生影响，担心孩子以后变笨了。经常有家长在面对原来活泼好动的孩子安静下来以后，首先想到的不是症状改善，而是孩子是不是变傻了。在常见不良反应中可以看到，多动症儿童药物治疗的国内外研究均没有发现对孩子智力发育产生负面影响。

（二）药物成瘾，一辈子用药

兴奋剂这个名称很容易让家长联想到毒品（产生欣快感、情绪高涨、异常兴奋等作用），从而担心药物成瘾，孩子要一辈子用药。孩子通过口服方式服用处方剂量的药物不会产生成瘾现象。只有在服用剂量过大或者通过血管注射的方式才会产异常兴奋的作用，导致成瘾。并没有研究表明服用兴奋剂药物的儿童在成年以后容易产生物质滥用问题。反而有研究发现，服用兴奋剂药物治疗的多动症儿童比不服用药物治疗的多动症儿童发生物质滥用的比例更低。

（三）药物治疗不能根本解决孩子的问题

　　受中国传统文化的影响，家长更愿意接受中医治疗方法。觉得中药的不良反应小，而西药不能去根儿。多动症是一个复杂的疾病，由先天遗传因素和后天社会因素的共同影响而产生。就像家庭治疗中的比喻一样，如果鱼缸里的鱼生病了是因为水温不合适或者是水需要更换了，我们把鱼拿出来换个环境鱼很快就好了，但是回到原来的鱼缸里，鱼就会再次生病。因此，多动症的复发也不能单纯理解为药物治疗不能去根儿，而是需要家庭整个系统去努力和改变的。药物治疗可以改善孩子多动、冲动、注意力不集中等问题行为，这些行为的改善本身可以促进孩子发展更好的社交关系，逐步回归到正常的学习和生活中。但孩子如果本身存在一些个性问题，或者父母教养方式问题导致孩子出现多动、冲动等问题行为，就无法通过药物治疗来实现了。综合治疗方案是一个怎么强调都不为过的原则。

五、药物治疗的一些注意事项

（一）关于停药

　　很多时候家长看到孩子的症状好转，因为担心药物的不良反应而停药。当孩子的症状复发时再次用药。孩子的症状时好时坏，药物时用时停。这样的用药方式对孩子的病情没有任何益处。和其他精神科用药一样，儿童多动症的药物治疗需要在医生的专业指导下进行。即便是孩子的病情好转，停药也要在医生的指导下逐渐减量停药。突然停药常常会出现停药反应，给孩子和家长带来不必要的担心。

　　并没有明确规定多动症儿童的用药时间需要持续多久。大约有 20% 的孩子在用药一年后就不再需要药物治疗。一些孩子是因为症状本身就很轻；还有一些孩子是症状已经改善到对学习、生活没有造成不良影响的程度，也不需要继续药物治疗。是否继续服药主要看孩子能否在学校或者其他场所保持注意力集中并克制自己的行为，经过医生的判断和指导，也不是家长的随意决定。

（二）亲子关系的影响

有研究发现，父母与孩子的关系越好，孩子对药物的反应越好。这是一个挺有兴趣的现象，看起来两者之间本没有相关性。如果在平时生活中加以留心不难发现，亲子关系较好的家长鼓励孩子、尊重孩子较多，而亲子关系较差的家长对孩子批评指责较多。有可能是关系较好的父母更容易在用药以后对孩子的症状改善加以肯定，促进了药物治疗的疗效。反之，如果只是盯住孩子没有改善的行为，孩子对药物治疗也没有信心。如第七章中所述，好的家庭关系本身就可以促进孩子形成良好的行为规范，降低问题行为的发生率。

（三）综合治疗

儿童多动症的病情有轻有重，治疗方案也因人而异，单纯的药物治疗很难达到最理性的效果。如同家长培养孩子的特长一样，任何一个特长都不是把孩子送到兴趣班，再接回来，一周 1 次或者一周 2 次课，孩子就成就了一技之长。更多的是靠家长引导孩子利用业余时间勤学苦练。目前对药物治疗效果的研究结果均表明，虽然药物治疗有效，但仍不能达到正常儿童的水平。建议多动症儿童在药物治疗的同时，配合心理治疗等方法，才能得到最佳疗效。

（四）疗效评估

当各类药物均进行过尝试，孩子的症状并没有好转时，家长和医生都需要考虑孩子多动症的诊断。例如，双向情感障碍与多动症存在多项症状相重叠的现象，且两者具有较高的共病率。重新评估孩子的问题，对症治疗。

第十二章
多动症的其他干预方式

多动症的干预方式中，药物治疗是家长较为熟悉的，也是很多家长在孩子初次诊断为多动症之后采取的治疗手段。随着家长对心理治疗认识度的提升，家庭治疗、行为矫正等方法也被更多的人熟知。在了解这些技能的同时也有一些家长困惑，关于家庭治疗、认知行为等疗法，在使用过程中因为对理论背景的不熟悉，应用技能要点的不精炼而造成应用困难。最常见的困扰是家长手足无措，"我好像不会说话了"或"我怎么说才能对孩子有用呢"。太想做一些有用的干预，太想说一些有用的话，反而受限。基于类似的困扰，笔者将在本章介绍一些借助工具的心理治疗方法，对于专业的心理医生，希望可以让大家对多动症的治疗有更广阔的认识，应用起来也更为方便。对于家长或者是小学教师，希望可以增加一些辅助工具来理解和陪伴孩子。

一、沙盘治疗

谈到沙子大家一定不陌生，每个孩子的成长过程都少不了挖沙子这个经典活动，沙盘治疗也因此而生。

（一）沙盘治疗概述

沙盘治疗起源于英国伦敦的儿科医生玛格丽特·洛温菲尔德（M. Lowenfeld）发明的"世界游戏"。20世纪20年代，洛温菲尔德从儿科医生转为儿童心理治疗师，她非常想找到一个方法对儿童具有吸引力，从而可以和儿童进行有效沟通。她深信玩具可以帮助她了解孩子的内心世界以及深层次的想法。于是她收集了很多玩具和小物件，例如图片、木棒等，她把这些玩具都装在一个箱子里，被孩子们称为"神奇的箱子"。后来，洛温菲尔德做了两个镀锌的箱子，一个装沙子，一个装水，让孩子们将玩具和箱子结合起来玩。洛温菲尔德不是精神分析师，她也没有对孩子的作品进行分析，但是她坚信孩子可以通过这样的游戏过程得到治疗。20世

50年代，洛温菲尔德的学生杜拉·卡夫对"世界游戏"进行了调整。卡夫认为沙盘是一种工具，儿童可以通过沙盘表达内心世界，并且和每天的外在现实相联结。卡夫假设沙盘游戏实现了意识和无意识之间的沟通。治疗师创造一个安全的空间，儿童就可以重新建立自我的内在联结，从而变得平衡和和谐。卡夫运用两种沙盘，一个装干沙，一个装湿沙，沙盘蓝色的底部和侧面分别代表水和天空。卡夫强调在沙盘游戏过程中，心理治疗师应该保持沉默，让儿童在没有干扰的情况下完成场景的构建。在卡夫的基础上，20世纪80年代德·多美尼克运用不同形状和尺寸的沙盘对正常学龄前儿童进行了现象学的研究。她认为人类是一个多维的存在体，在许多不同的维度上是有意识的，而且可以运用不同的意识体去体验、回应、创造和调整现实的不同侧面。沙盘治疗就是在治疗师的陪伴下，来访者从沙具架上自由挑选沙具，在沙盘中进行自我表现的心理治疗方法。

（二）沙盘治疗的硬件要求

（1）空间环境　当孩子在进行沙盘制作的时候，也是在对自己的内心进行整理，所以需要一个相对安全、安静的环境。学校、医院、心理咨询机构的沙盘室建议选择在安静、不受外界干扰的地方。学校的沙盘室建议放在师生流动量小的地方，一方面是保证安静，另一方面是避免儿童遇到自己的老师和同学而感到不安。也有一些家长购置了沙盘，放在书房比较合适，空间相对独立、安静。如果是放在客厅，不利于孩子沉浸在自己的内心世界中。

（2）心理环境　在进行沙盘游戏的过程中，给孩子一个自由的、被接纳的心理感受非常重要。只有这样的心理体验，孩子才能将内心世界通过沙盘作品表现出来，存在的行为问题才能通过沙盘治疗得以缓解和解决。因此，无论是孩子的治疗师、医生还是家长，在陪伴孩子做沙盘游戏的过程中，不指责、不批评、不评论非常重要，给孩子一片自由的空间，充分信任孩子。有时候，多动症孩子有一定的冲动行为，会破坏沙具。因此，陪伴者需要提前耐心地告诉孩子，什么是可以做的，什么是不可以做的。如果孩子在制作过程中打破了沙具，也不要直接批评孩子，等孩子的沙盘制作结束，再告知孩子他的行为对他人的影响。例如，"我们下次尽量不要打破沙具，不然其他小朋友过来的时候就不能用这个沙具了"。也不要评论孩子的作品，例如，"你这里还没有摆呢"或者"你摆的东西太多了，看起来太满了"。这些都会让孩子体验到限制，不能自由地展示自己的内心世界。

（3）材料　沙盘主要包括沙箱、沙、沙具、陈列柜。沙具是最主要的材料，也是制作各种作品的基本素材，常见的沙具一般分为几个大类别。

① 人物类：作为真实生活中人物的象征，也可以作为人格中的一些层面。人物类有单个的人物，也有团体人物的组合，有不同发展阶段的人物，有不同表情的人物，主要包括宗教神话人物、不同文化背景人物、普通人物、情景人物、卡通动漫人物、战争格斗人物、死亡象征物等。

② 动物类：动物类象征理智、意志、直觉、本能等，可以通过动物描述人的不同层面。例如，小鹿代表温和、软弱；狮子代表强壮和攻击性。动物类主要包括四脚动物、鸟类、昆虫、水族、两栖动物、神话动物、幻想动物、史前动物等。

③ 植物类：植物通常象征生命的周期、生命能量、死亡和再生。植物类通常包括树木、花卉、草本、蔬菜瓜果等。

④ 建筑类：建筑类作为社会环境的要素，作为庇护和保护的象征。建筑类通常包括现代化都市建筑、田园风光建筑、不同国家民族建筑、宗教建筑、公共设施等。

⑤ 家居和生活用品类：各种家居和生活用品可以用来代表内心的秩序、界限和生活乐趣等。主要包括家具、家用电器、生活设施、生活用品、服饰、照明物、体育器材、乐器、通信工具等。

⑥ 交通运输类：交通工具象征移动和改变，可能代表生活中的控制、释放、逃离和力量。主要包括陆地交通、飞行器、水上交通等。

⑦ 食品、果实类：食物通常象征滋润和营养，是维持生命所必需。包括各种食品及各类水果等食物模型。

⑧ 石头、贝壳类：石头可以象征稳定、恒久、坚固和冷静。包括各种形状、大小、颜色的石头、金属，以及不同类型的贝壳。

除了以上常见的沙具类型，儿童在制作沙盘的过程中，笔者经常会告诉他，可以把自己的玩具带过来，任何他想摆在沙盘中的玩具都可以带过来，只要记得带回去就行。有时候孩子会把自己家里的玩具，或者自己制作的玩具带过来。有这些玩具的加入，孩子在制作的过程中，更加容易和沙盘联结（图 12-1）。

（三）沙盘治疗的基本态度

沙盘是治疗师专业的心理治疗方法之一，沙盘的规格和沙具的类型都具有一定的规格要求。但沙盘治疗过程中，治疗者所持有的态度是最重要的。孩子能否自由、放松地表现自己的内心世界，能否在沙盘制作过程中畅所欲言，都和治疗者的态度有关。

（1）安静陪伴的态度　沙盘制作过程中，多动症孩子会用各种各样的

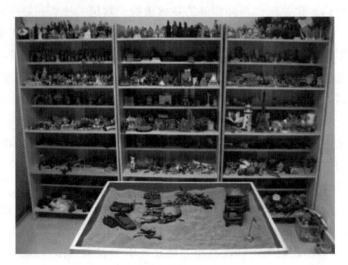

图 12-1 沙盘材料图片

沙具，会反反复复的，一会儿拿走，一会儿放上来。治疗者应静静地坐在边上看着孩子的制作，只是关注孩子的制作。在孩子提出问题时，可以给予简单的回答，尽量不对作品做出解释。这对很多家长是非常挑战的事情。在沙盘制作结束，笔者一般会拍照给孩子存档。笔者也经常遇到家长直接让我分析孩子的沙盘，也有家长带着孩子的沙盘照片来让我分析孩子的状况。通常笔者都会委婉拒绝，并告诉家长，不要对孩子的作品评价。儿童处于自我发展的活跃阶段，儿童往往把沙盘制作当成游戏的一种，具有流动性。因此，能够让孩子全神贯注地专注与制作是排在首位的。

这里也不能理解为治疗者一动不动地坐在边上，而是说，治疗者在一旁默默地见证孩子整理自己的无意识世界。治疗者可以通过自己的非语言信息，例如，目光、肢体语言以及偶尔的应答，让孩子体会到自由的氛围，帮助孩子投入到自己的精神世界。

（2）感同身受的态度 感同身受又称为换位思考，不是同情和怜悯，而是设身处地地体会孩子的心理和情绪感受。在沙盘制作过程中，孩子所使用的沙具以及空间位置，表现的内容都具有象征意义，这些来自于孩子的内心体验。在制作过程中，治疗者很少用语言表达自己和孩子相同的感受，但是在制作结束以后，孩子在分享自己的作品主题时，治疗者可以通过言语将自己感受到的部分说出来。即便是我们没有办法理解到孩子的作品表达的感受，也需要避免将自己的感受强加给孩子。例如，如果孩子摆放的作品非常的无序，杂乱无章。我们不能一直逼迫孩子，"你看，是不是如果分分类会更好？""是不是这里放一个桥会更通畅？"类似这样的话，都不是孩子内心的感受。

（3）包容和接纳的态度　即使我们现在是成年人了，在遇到挫折、失败的时候，总想有一个包容、接纳自己的妈妈，倾听自己的倾诉。在孩子制作沙盘的过程中，能够在治疗者面前感到温暖、关爱、包容、接纳，就像妈妈和孩子的关系一样，非常有助于改善孩子的情绪问题。妈妈对待孩子的态度总是以包容和接纳为主。不论孩子做错什么事情，在妈妈眼里，永远是自己的孩子，是可以接纳和原谅的。治疗者以妈妈一样的态度关注，用欣赏、鼓励的眼神对待孩子内心自我整合的力量。会让孩子在制作沙盘过程中具有整合的力量，信任自己可以实现自己的能力。

看到这里，我们不难发现，即便没有分析心理学的背景，具有了沙盘治疗师应有的态度，就可以帮助孩子矫正心理行为问题。这也是笔者为什么要介绍沙盘治疗给大家的原因，即便是没有精神分析训练背景的医生，分析不出来沙盘代表的意义；即便是家长没有受过专业的心理学相关训练，但是只要能够做到安静地陪伴孩子完成内在的整理，就可以帮助到孩子。笔者用一个自己做的案例来进行说明。

案例1:

　*　文琪，男，三年级。在教室里不能安静上课，经常和同学说话，或者离开自己的座位，影响正常教学秩序，任课教师都非常头痛。先是让妈妈陪读，但是发现对孩子的症状并没有缓解，只能让家长带孩子去看病，儿保科医生诊断为多动症，家长因担心药物不良反应而没有采用药物治疗。

这是笔者刚刚学沙盘不久接触的一个孩子，并没有太多的沙盘治疗经验，但是我坚守了两个原则：一个是和家长约定一周一次，孩子要坚持十次沙盘治疗；另一个原则是提醒自己具备沙盘治疗师的态度，不对孩子有任何批判，给他一个自由的空间去整理。每个周六上午九点钟，家长都会把他如约带到咨询室，我也做到了为他提供一个自由安全的氛围，以下是他制作的沙盘场景图片。

（1）第1～3次沙盘　他在制作过程中，会一直不停地说话，也来来回回换了好多次。但是用的沙具都是军队系列的，摆出了两军对垒的画面，士兵、飞机、坦克都是针锋相对的。这个过程我没有打断他，等全部结束了，我让他讲讲这个作品。他说是两个军队，绿色的是他的军队，他坐在坦克里指挥，最终自己的队伍胜利了！讲到这里非常开心，还把对方的军队都按倒了，代表自己队伍的胜利（图12-2）。

第 2 次和第 3 次都摆了类似的沙盘，画面很像，故事也差不多，最终都是自己的队伍获得了胜利。

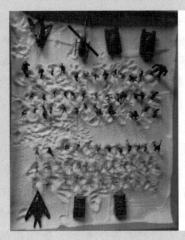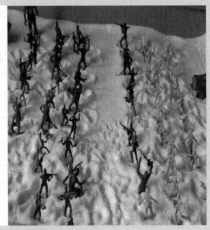

图 12-2　第 1 次的沙盘（正面、侧面）

（2）第 4～5 次沙盘　和前 3 次的主题很像，第 4 次沙盘仍然是两军对垒的画面，不同的是这次用的是动物，不是军队。而且都是大型动物，在摆的过程中曾经放了一些小动物，他都拿走了。最后结束的时候他说，小动物太没有战斗力了，根本不堪一击，还是要靠大型动物。还有一点不同的是自己出现在了沙盘上，就是坐在高高的支架上的那个人，就是他自己，正在指挥。表明看到动物们互相打架非常过瘾，也没有胜负，就是一直在打（图 12-3）。

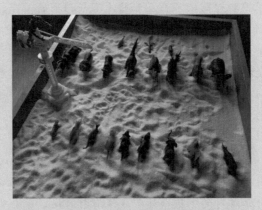

图 12-3　第 4 次沙盘图片

第 5 次的沙盘和以往满满的画面不同，只有一种动物，就是蛇，占据了中间的位置，不再是两军对垒，似乎是朝向中心位置，似乎又朝向外周的位置。

这是最终的画面，在这之前是另外的一个场景，但是他又拆除了。在最后解读作品环节，他说一开始的作品是自己的营地。大家都休息了，然后只有几个人看守俘虏，因为对方已经被打败了，觉得很开心。但是时间还没有到，决定再摆其他的画面，就摆了都是蛇的画面。自己说感觉很开心，看着一堆蛇（图 12-4）。

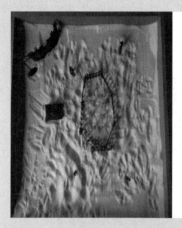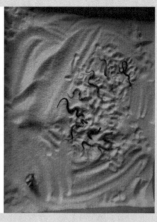

图 12-4　第 5 次沙盘图片（左边是过程图片，右边是最终图片）

（3）第 6 次沙盘　第 6 次在笔者看来是一个转折点，来了以后就和我说今天语文课学了一首诗，不知道为什么他很快就背下来了，其他同学都没有背下来。是关于山水的一首诗，然后说自己想把这首诗摆出来。我说当然可以了。然后他就开始摆盘，这次在制作的过程中不再是自言自语，会和我说话，问我觉得怎么样。尤其是自己加了一座桥，非常想知道这个桥我觉得好不好看，自己也换了好几个桥，最终确定了图片上的桥，觉得比较结实。特别强调了一下选了帆船，是可以借助风力向前的（图 12-5）。

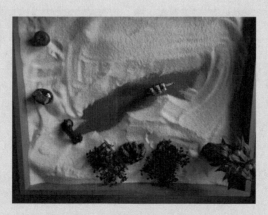

图 12-5　第 6 次沙盘图片

（4）第7次沙盘 第7次他做了一个主题沙盘。这次来的时候不是马上开始摆盘，而是问我，你觉得我摆一个什么样的盘好一点。当时笔者非常开心，因为他开始主动和我互动了。我问你愿意摆你们学校吗？他很爽快地答应了，然后摆了学校的图片。找了一个房子代表自己的小学，摆的是下课后的场景。同学们三三两两地在玩，自己在操场边上的一个小房子里，应该是校园的一个小亭子。他自己称那个亭子是小黑屋。自己下课就去那个小黑屋，自己想怎么玩就怎么玩（图12-6）。

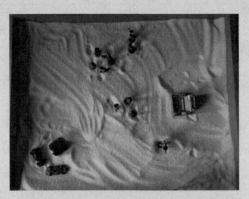

图 12-6 第7次沙盘图片

（5）第8～10次沙盘 这3次他都会邀请我和他玩寻宝游戏，如图12-7中的左图所示，就是一些宝石，他会藏在沙子底下，告诉我一共有多少个，让我找出来。然后让我藏，他来找。图12-7中的右图是第10次的沙盘，这个比较复杂，很多宝他藏在了树下边，我找起来比较吃力。有一些他说自己也忘记了，我们一起找。

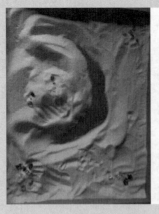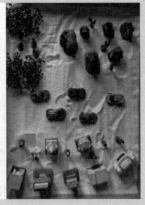

图 12-7 第8～10次沙盘图片

十次结束以后，妈妈回馈在做沙盘的过程中，孩子开始去探索自己的行为了。例如，在学校里，特别想打同学的时候，他就跑出去，往学校的一个水池里丢石子，自己觉得好像情绪好一点了。然后回到家里生气的时候会打抱枕，让自己的情绪发泄出来。在学校攻击行为变少了以后，同学关系也开始变好了。因为他比较聪明，所以当他不再攻击别人的时候，同学还是挺愿意和他相处的。

之所以把这个案例分享给大家，就是希望给大家信心，当我们坚信创始人的理念，给孩子一个自由的空间，可以借助沙盘游戏处理好自己的内在冲突，改变外在的行为问题。这个案例中，大家可以看到，在前 5 次的沙盘中，攻击主题非常明显，而且强度很大。慢慢地转变成主题沙盘，慢慢出现了人际互动，他也愿意和我一起玩游戏。这些都不是我引导他完成的，而是他自由探索的结果。国内外文献均有报道，多动症儿童的沙盘治疗病例对照研究，通常每周 1 次，至少 20 次的周期，病例组和对照组症状改善存在显著性差异，证明沙盘治疗对多动症具有较好的干预效果。

在做沙盘治疗过程中，有家长问游乐场里的太空沙，或者是决明子沙，经常带孩子去玩，是不是起到的作用和沙盘一样的？我的回答是不一样。沙盘制作需要一个安静的空间，需要一个陪伴者和固定的周期去完成，这些沙盘制作过程以外的设置对沙盘治疗的效果也非常重要。有一些家长购置了专业的沙盘，放在家里的书房或者闲置的房间里。孩子愿意玩的时候就一个人进去玩，大人也不陪在边上，发现对孩子的情绪宣泄也有很大帮助。儿童的情绪管理能力还不是特别完善，内在情绪的疏解还没有形成有效的途径，尤其是多动症儿童，通过沙盘游戏宣泄了情绪以后，可以减少冲动行为的发生。因为专业的沙盘加上沙具需要占用的空间比较大，不太适合家庭中使用，家长可以尝试简化版的沙盘。用收纳盒，或者玩具盘，和家庭中孩子的学习桌大小差不多，再单独买一些沙子配置起来。沙具可以用家里的所有玩具和小物件，也可以让孩子定期收集，用于沙盘制作。

二、绘画治疗

相比沙盘治疗，绘画治疗的可操作性更强，随时随地，简单到一张纸、一支笔，甚至可以在没有纸笔的情况下，拿一个树枝，在泥土上，或者沾水在水泥地上画画。临床病例对照研究表明：绘画治疗有助于多动症儿童的自控力、注意力稳定性提升，可以降低多动性、冲动性、行为盲目性、冲突性等问题。

（一）儿童绘画治疗发展简介

绘画是儿童表达自己的最重要的途径之一，通过绘画，儿童不断地把自己的人格和情绪表达出来。

18世纪末和19世纪初，欧洲精神病院中住院患者的艺术作品引起很多人的兴趣，大多数医生相信精神病患者的艺术作品可以证明他们对患者的诊断。布林兹霍恩是一位医述史学家，后来成为心理医生，他从遍布整个欧洲的医院和医生手中搜集精神病患者的艺术作品。他的工作展示给人们一个新的观点，患者的美术作品不但具有诊断价值，同时在心理康复中也具有重要作用。

儿童绘画研究开始于19世纪末、20世纪初。早期对儿童绘画的研究多集中于观察儿童画了什么，以及不同年龄阶段的儿童是怎么画的。早期儿童绘画测验始于智力发展水平的研究，后来发现绘画测验不仅可以揭示儿童智力方面的特点，也揭示了儿童人格特征。20世纪40年代，人们越来越认识到，可以通过绘画确定一个人的情绪特征和人格特征。很多研究者试图对在儿童绘画和在其他艺术表达形式中投射出的心理特征进行定义和说明。埃斯克勒和海提威克研究了儿童的绘画过程与其人格之间的联系，将学前儿童使用画笔、颜料和画架纸的经验与自我情绪控制、人际交往技能、忧虑和情感表达能力联系在一起。他们从心理发展的角度对儿童绘画和个性发展进行了具有重要意义的研究工作。大多数对儿童绘画分析都带有很强的精神分析色彩，往往具有简单化的倾向。单纯的病理学使用绘画投射测验、分析问题，会让我们的思路受到限制，难以从新的角度全面看待儿童。虽然精神分析理论深深影响了心理医生对儿童绘画的看法，但是仍然有很多理论让我们能更全面理解儿童绘画。实际上大多数心理医生不是用儿童绘画进行诊断分析，而是用于治疗。

20世纪40—50年代，心理学家鲁道夫·阿恩海姆独树一帜，提出儿童绘画活动的艺术观，他看到了绘画过程中审美和认知因素的重要性。与此同时，人们对艺术治疗进行了许多探索。玛格瑞特·纽博格使艺术治疗成为一种职业。她认为绘画是儿童使用符号和心理医生交流的作品。心理医生应该首先看到儿童自发完成的作品本身的意义。英国儿科医生温尼科特认为，儿童绘画可以作为医生和儿童之间的交流手段。他发明了绘画游戏，让心理医生和儿童一起"创作"出涂鸦式图画的活动，名称为"接着画"。心理医生在纸上随意画出一笔，然后让儿童在此基础上接着画，不断丰富画面内容并创作出一个形象。随后再由儿童随意画出一笔，由心理医生来修饰，画出一个东西。这个游戏可以激发儿童进行内心和情感的交流，也可以让儿童根据所画的图像讲故事。温尼科特的方法是一种游戏治疗的方法，对了解儿童绘画的意义起到辅助作用。很多游戏治疗师在治疗过程中让儿童绘画或者和其他游戏编排在一起。有的心理医生会让儿童自选内容画一张画，有的医生让儿童根据指示画出一个特定的形象，有的医生比较随意，儿童想画就画，不想画就做游戏。虽然在游戏治疗的文献研究中很少有研究表明如何运用绘画活动去了解儿童，但很多运用游戏治疗的心理医生都强调绘画和游戏之间的重要联系，以及儿童绘画创作的重要意义。

时至今日，越来越多的研究者从多个角度看待儿童绘画治疗的意义，越来越多的心理医生将绘画应用于儿童心理治疗。他们重视儿童通过绘画形式向心理医生传达信息的重要性，强调图画创作者本人对图画内容进行定义和解释的重要作用。在心理治疗过程中，通过儿童绘画不仅可以理解形象的意义，也可以通过绘画活动对儿童进行干预性治疗。

（二）绘画治疗的影响因素

（1）绘画的环境　空间因素会影响儿童的表达，绘画创作的环境最好让儿童感到安全，让儿童愿意自由地画出作品。尤其是对于多动症儿童，往往注意力不能长时间维持在同一活动上，如果同时给予孩子大量的绘画材料，孩子往往过于兴奋而降低了对绘画的专注程度。

（2）绘画的经验　绘画治疗并不是要考察孩子画得有多好、有多像，因此没有前期的绘画经验并不会对绘画治疗产生重要影响。而过多接受过绘画技巧训练的孩子，在绘画中容易模仿定型的形象。例如，一些孩子在绘画过程中，总是按照被教授的技巧画画。因此，绘画治疗过程中，鼓励孩子不要担心画得好不好看，只要按照自己的内心，想怎样画就怎样画。

（3）绘画的类型　绘画就是运用线条对图形、形状和形象进行表达的过程。根据经验，儿童常见的绘画类型大致可以分为以下四种。

① 涂鸦型：涂抹不会产生象征意义的图形，但是儿童可以在随意涂抹的过程中体验到积极的、自我和谐的情绪。

② 情绪发泄型：泼洒颜料、敲打材料，这些活动是儿童的破坏行为。在遇到此类儿童的时候，注意尽量不用水粉颜料，以免弄得到处都是颜料。

③ 循规蹈矩型：孩子刻板的临摹，没有新意的画一些规范的绘画作

品。很多受过训练的孩子容易出现此种类型。

④ 艺术表达型：通过绘画代替语言交流，表现自我，与他人交流。这是我们期待的儿童绘画作品，具有完整的意义，可以借此了解儿童的内心世界。

（4）治疗者和儿童的关系　治疗者和儿童的关系对绘画治疗有着重要的影响。治疗者和儿童之间的互动是一种重要的、强有力的动力。儿童往往把治疗者看成是老师，权威的代表。治疗者和儿童之间建立和谐的关系需要花费些时间，在治疗中无条件接受儿童画出的图画并建立自由的绘画氛围非常重要。

（5）理解儿童绘画的现象学方法　同沙盘治疗一样，绘画治疗也强调自由、安全的创作氛围。这对于治疗者和家长的挑战是如何做到不将自己的观点强加于孩子。从现象学方法看待儿童的绘画，重点在于强调绘画多种意义的开放性，强调儿童绘画创作的背景以及创作者的世界观。我们可以从多个角度来解读儿童的绘画，从而形成完整的解读。在这一过程中，首先要做到采用"不知道"的观点，只有这样才能尊重儿童的创作，才能了解到儿童绘画的丰富意义。

案例2：

＊生阳，男，9岁，二年级，多动症诊断一年，未服用药物治疗。因为不能遵守课堂纪律，学校要求家长陪读，妈妈辞去工作陪读一个月后孩子休学。妈妈表述孩子对国旗特别感兴趣，平时喜欢画画，很多时候画国旗。在和妈妈聊天过程中，他自己找到纸笔开始画画了。听了妈妈的叙述，在我看来孩子的状况有点糟，我想孩子的画或许也是非常糟糕的心情，或者是一些杂乱无章的国旗。但是当孩子画完，我完全被那幅画惊呆了。画的是一个动漫人物，服饰和花纹都画得非常精致。做出了一个胜利的姿势，右手高高举起，拿着武器，前方指向太阳。这幅画完全颠覆了我对他绘画的所有想象。

由此可见，仅由我们的猜想或者一两种理论来解读孩子的内心世界是非常粗暴的，对于孩子的画也是如此。用现象学的方法看待儿童的画，可以看到每个儿童的画都有不同的特征。

（三）绘画治疗的技术

（1）肯定儿童的努力　儿童的涂鸦，在成人看来乱七八糟，但是儿童却可以从中感受到游戏和运动的快乐。我们很难真正欣赏儿童绘画中所蕴含的想象力、创造性。但是我们可以尝试去看到儿童在绘画创造过程中付出的努力。

（2）讲述作品 在生活中我们有这样的经历，吃东西的时候噎了，终于咽下去以后，总感觉还是有东西卡在喉咙一样，非常别扭。而那种空无一物的畅快感此时变得十分令人怀念。在儿童成长的过程中，也会有很多卡住的情绪，此时讲述就变得非常重要。有可能儿童讲述的故事和他的经历表面上没有什么相关性，但是可以通过这样的讲述修通卡住的情绪。就像梦境在我们看来无论有多么离奇古怪，却可以帮助我们整理情绪一样。儿童绘画是一种有效的讲述途径，可以使儿童通过视觉形象的方式把经验、思想和情感表达出来。

（3）与儿童谈论作品 有些儿童由于年龄或者个性原因，没有办法谈论自己的作品，此时可以问一些问题和儿童谈论他们的作品。切记不要问儿童"为什么"这样画，因为大多数儿童说不清自己为什么这样画，很多儿童回答"不知道"，或者用沉默来应对。可以描述画中的事实，例如，"我看到这里有棵树，树下边有很多的小点点"。通常儿童就会告诉你他画的都代表什么，为什么这样画了。或者你可以问，"我看到这个人在唱歌，他在唱什么歌呀？"这些问题为儿童从自己的视角解决自己的画提供了更多的机会。

三、感觉统合训练

（一）感觉统合训练概述

感觉统合是指脑对个体从前庭、视觉、听觉、触觉、嗅觉等不同感觉通路，输入的感觉信息进行选择、解释、联系和统一的神经心理过程，是个体进行日常生活、学习和工作的基础。感觉统合失调的儿童注意力不容易集中、调皮、多动、精细动作困难。多动症儿童和正常儿童相比往往是其中几方面不够敏感或者缺失。也有研究者认为多动症儿童的内部感觉统合能力严重失调。感觉统合训练就是对多动症儿童这些方面进行刺激，并且将多种刺激结合到一起。感觉统合训练可以协调对前庭觉、触觉、本体觉的刺激输入，改善脑的功能；同时增强注意力的集中性，提高情绪的稳定性，从而改善儿童的冲动、多动及注意缺陷等症状，同时也在一定程度上能够提高儿童的学习成绩。

国内学者许晶莹、刘新民采用陈文德教授的《学习困难儿童指导手册：感觉统合积极疗法》进行系统的训练。主要采用滑板、滑梯、平衡木、四角吊缆、跳床、跳袋、羊角球、平衡台等器材进行形体训练；采用串珠、穿针引线等游戏进行精细动作训练；采用文字、图形、数字等进行视、听、记忆的特殊训练。每次 2 小时，每周 3 次， 20 次为一个疗程。 2 个疗程后评定训练效果显示，感觉统合训练能有效地改善多动症儿童的多动症状，学习问题、冲动/多动和多动指数的 3 项因子训练后均低于对照组儿童。

统合训练的方法有加强前庭训练、增强触觉训练、身体协调训练、提高运动能力训练等来提高整体感觉统合功能，对正常儿童也具有较好的训练效果。感觉统合训练可以对儿童进行触觉训练，改善对信息感知迟钝或过于敏感的问题，同时还可以加强知识认知和语言表达的能力，训练孩子在皮肤受到刺激时也能根据指示集中注意力做某项事情，尤其是做不擅长的事情，如涂色、剪纸片、触摸、蹦床、过隧道、走直线及投、拍、爬等。需要注意的是，并不是所有的多动症儿童都存在感觉统合失调问题，也不是所有的感觉统合失调问题都一致，一定要根据孩子的情况有针对性地设计感觉统合训练，以助于问题改善。

案例3:

* 乐星，男，年龄 7 岁，多动症患儿，胆子非常小，自信心不足。在体育课上很多活动不敢做，遭到同学的嘲笑，感觉不如女同学勇敢。同学在运动器械活动时他非常紧张，攀爬项目一律不做。乐星从暑假开始进行了为期两个月的感觉统合训练，训练以倒走、倒跳等本体感觉训练为主的项目。开学以后，乐星可以挑战攀岩活动了。自信心有了很大的提升，不再害怕同学嘲笑了。乐星厌学的情绪有了很大缓解，同学不再嘲笑他胆小鬼，反而为他的进步感到钦佩。

多动症儿童一般具有注意力涣散，调皮多动，厌学，情绪不稳定等表现。多动症儿童学业成绩差，大多数不是因为先天的智商不高，而是后天的环境或自身因素造成的。针对多动症儿童开展的感觉统合训练，结合每个多动症儿童的实际情况，制定具有针对性的训练计划，老师和儿童进行一对一的训练。不仅可以改善多动、情绪暴躁等问题，还可以提升学习成绩、运动协调性。

（二）家庭中的感觉统合训练

　　现在很多早教中心、幼儿园、妇幼保健院都有儿童感觉统合训练内容，但需要较大的空间和仪器。也可以结合孩子自身的情况，量身定制一些感觉统合训练在家里坚持练习。

　　（1）手眼协调训练　可以买一个孩子喜欢的图标，贴在墙壁上，高度比孩子的头稍高一点。然后给孩子一个软球，让孩子拿球击中图标，每天训练10分钟左右，可以提升孩子的专注力。喜欢打乒乓球的孩子就可以直接用球拍击球，让球每次击中图标，球技和感觉统合训练一举两得。

　　（2）本体感觉训练　跳绳、游泳、拍球都可以很好地训练孩子的本体感觉能力。也可以买一个适合孩子大小的羊角球，在家里进行练习。双脚绑在一起，练习袋鼠跳。

　　（3）触觉刺激训练　家长可以用软毛刷、干毛巾等摩擦孩子的背部、腕部、腹部、手、脚等部位。买带刺的胶皮球，小一点可以握在手中在孩子身上滚动。也可以给孩子腹部进行抚触按摩，开展触觉训练。

　　（4）前庭感觉刺激训练　前庭感觉训练主要通过各种训练器材给予前庭器官多种不同程度的刺激，使调节姿势反应的前庭功能正常化。日常生活中的游戏，如旋转性运动、秋千、吊床、翻滚蹦床等。走直线游戏简便易行，可以利用家里地板或者地砖的直线，让孩子双脚踏在线上，左脚紧跟右脚脚尖，迈步后右脚紧跟着左脚脚尖，然后交互前进双手平举，保持平衡。

　　除了上述干预方法，照顾好多动症儿童的生活，饮食调整、运动干预也有助于促进儿童的身心健康发展。

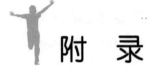

附　录

附表 1　儿童多动症评定量表

了解您的孩子是否有多动/冲动、注意力分散等行为，这些行为可能造成儿童学业不良和社会适应不良。如您的孩子在不同的场合有如下表现且持续 6 个月以上，请据实填写。

项　目	无	稍有	较多	很多
1.常常不注意一些细节问题或经常在作业或其他活动中犯一些粗心大意的错误	0	1	2	3
2.在学习或游戏活动中难以保持注意力集中	0	1	2	3
3.别人和他说话时常似听非听,心不在焉	0	1	2	3
4.常不能听从教导以完成功课作业、日常家务(并非因为对抗行为或不理解教导)	0	1	2	3
5.常难以完成作业或游戏	0	1	2	3
6.常逃避、讨厌或不愿意做要求保持注意集中的工作(如家庭作业)	0	1	2	3
7.常常丢失学习和活动所必须的物品(如玩具、学校指定的作业、铅笔、书本)	0	1	2	3
8.常容易受外界刺激而分散注意力	0	1	2	3
9.日常活动中容易忘事	0	1	2	3
10.常常手或脚动个不停或在座位上不停扭动	0	1	2	3
11.在教室或其他要求坐好的场合中常擅自离开座位	0	1	2	3
12.常在不恰当的场合过多地奔来奔去或爬上爬下	0	1	2	3
13.常难以安静地玩耍或从事课余活动	0	1	2	3
14.往往一刻不停地活动,像有个机器在驱动他(她)	0	1	2	3
15.经常话多	0	1	2	3
16.常常别人(如老师)问话未完就抢着回答	0	1	2	3

续表

项　目	无	稍有	较多	很多
17.经常难以按顺序排队等待	0	1	2	3
18.常打断或干扰别人的活动(如插话或干扰别人的游戏)	0	1	2	3
19.7 岁前就有一些造成损害的多动/冲动或注意力分散症状	是□		否□	
20.一些症状造成的损害出现在两种或两种以上的环境中(如在学校、公共场合和家里)	是□		否□	
21.多动/冲动或注意分散行为影响学习或日常生活	是□		否□	
22.是否有精神病家族史。如有,请具体填写	是□		否□	
23.是否正在服用抗精神系列疾病药物,如有,请填上是何药物(　　　　　　　)	是□		否□	

附表 2　Conners 儿童行为量表（父母用）

最近半年内，有关您的孩子平时或一贯表现，请据实填写。

项　目	无	稍有	较多	很多
1.某种小动作(咬指甲、吸手指、拉头发、拉衣服上的布毛)	0	1	2	3
2.对大人粗鲁无礼	0	1	2	3
3.在交朋友或保持友谊上存在问题	0	1	2	3
4.易兴奋、易冲动	0	1	2	3
5.爱指手画脚	0	1	2	3
6.吸吮或咬嚼(拇指、衣服、毯子)	0	1	2	3
7.容易或经常哭叫	0	1	2	3
8.脾气很大	0	1	2	3
9.爱胡思乱想,做白日梦	0	1	2	3
10.学习困难	0	1	2	3
11.扭动不安	0	1	2	3
12.惧怕(如新环境、陌生人、上学)	0	1	2	3
13.坐立不安、经常"忙碌"	0	1	2	3
14.破坏性	0	1	2	3
15.撒谎或捏造情节	0	1	2	3
16.怕羞	0	1	2	3
17.造成的麻烦比同龄孩子多	0	1	2	3
18.说话与同龄儿童不同(像婴儿、口吃、别人不易听懂)	0	1	2	3

续表

项　　目	无	稍有	较多	很多
19. 抵赖错误或归罪他人	0	1	2	3
20. 好争吵	0	1	2	3
21. 噘嘴和生气	0	1	2	3
22. 偷窃行为	0	1	2	3
23. 不服从或勉强服从	0	1	2	3
24. 忧虑比别人多(忧虑孤独、疾病、死亡)	0	1	2	3
25. 做事有始无终	0	1	2	3
26. 感情易受损害	0	1	2	3
27. 欺凌别人	0	1	2	3
28. 不能停止重复性活动	0	1	2	3
29. 残忍	0	1	2	3
30. 稚气或不成熟(自己会的事要人帮忙、纠缠别人、常需别人鼓励支持)	0	1	2	3
31. 容易分心或注意力不集中	0	1	2	3
32. 头痛	0	1	2	3
33. 情绪变化迅速剧烈	0	1	2	3
34. 不喜欢或不遵从纪律或约束	0	1	2	3
35. 经常打架	0	1	2	3
36. 与兄弟姐妹不能很好相处	0	1	2	3
37. 在努力中容易泄气	0	1	2	3
38. 妨害其他儿童	0	1	2	3
39. 基本上是一个不愉快的小孩	0	1	2	3
40. 有饮食问题(食欲不佳、进食中常跑开)	0	1	2	3
41. 胃痛	0	1	2	3
42. 有睡眠问题(不能入睡、早醒或夜间起床)	0	1	2	3
43. 其他疼痛	0	1	2	3
44. 呕吐或恶心	0	1	2	3
45. 感到在家庭圈子中被欺骗	0	1	2	3
46. 自夸或吹牛	0	1	2	3
47. 容易让自己受别人欺骗	0	1	2	3
48. 有大便问题(腹泻、排便不规则、便秘)	0	1	2	3

附表 3　Conners 教师评定量表

最近半年内，有关您的学生（小朋友）平时或一贯表现，请据实填写。

项　　目	无	稍有	较多	很多
1.扭动不停	0	1	2	3
2.在不应出声的场合制造噪声	0	1	2	3
3.提出要求必须立即得到满足	0	1	2	3
4.动作粗鲁(唐突无礼)	0	1	2	3
5.暴怒及不能预料的行为	0	1	2	3
6.对批评过分敏感	0	1	2	3
7.容易分心或注意力不集中	0	1	2	3
8.妨害其他儿童	0	1	2	3
9.白日梦	0	1	2	3
10.噘嘴和生气	0	1	2	3
11.情绪变化迅速和激烈	0	1	2	3
12.好争吵	0	1	2	3
13.能顺从权威	0	1	2	3
14.坐立不定,经常"忙碌"	0	1	2	3
15.易兴奋,易冲动	0	1	2	3
16.过分要求教师的注意	0	1	2	3
17.好像不为集体所接受	0	1	2	3
18.好像容易被其他小孩领导	0	1	2	3
19.缺少公平合理竞赛的意识	0	1	2	3
20.好像缺乏领导能力	0	1	2	3
21.做事有始无终	0	1	2	3
22.稚气和不成熟	0	1	2	3
23.抵赖错误或归罪他人	0	1	2	3
24.不能与其他儿童相处	0	1	2	3
25.与同学不合作	0	1	2	3
26.在努力中容易泄气(灰心丧气)	0	1	2	3
27.与教师不合作	0	1	2	3
28.学习困难	0	1	2	3

附表 4　Conners 简明症状问卷

最近半年内，有关您的学生（小朋友）平时或一贯表现，请据实填写。

项　目	无	稍有	较多	很多
1.活动过多,一刻不停	0	1	2	3
2.兴奋激动,容易冲动	0	1	2	3
3.惹恼其他儿童	0	1	2	3
4.做事不能有始有终	0	1	2	3
5.坐立不安	0	1	2	3
6.注意力不集中,容易分心	0	1	2	3
7.必须立即满足其要求,否则容易灰心丧气	0	1	2	3
8.容易哭泣,喊叫	0	1	2	3
9.情绪变化迅速剧烈	0	1	2	3
10.勃然大怒,或出现意料不到的行为	0	1	2	3

附表 5　Achenbach 儿童行为量表 （CBCL）（家长用，适用于 4～16 岁儿童）

最近半年内，有关您的孩子平时或一贯表现，请据实填写。

项　目	无	有时	经常
1.行为幼稚与其年龄不符	0	1	2
2.过敏性症状(填具体表现)	0	1	2
3.喜欢争论	0	1	2
4.哮喘病	0	1	2
5.行为举动象异性	0	1	2
6.随地大便	0	1	2
7.喜欢吹牛或自夸	0	1	2
8.精神不能集中,注意力不能持久	0	1	2
9.老是想某些事情,不能摆脱,强迫观念(说明内容)	0	1	2
10.坐立不安活动过多	0	1	2
11.喜欢缠着大人或过分依赖	0	1	2
12.常说感到寂寞	0	1	2
13.糊里糊涂,如在云里雾中	0	1	2
14.常常哭叫	0	1	2
15.虐待动物	0	1	2
16.虐待、欺侮别人或吝啬	0	1	2

项　目	无	有时	经常
17.好做白日梦或呆想	0	1	2
18.故意伤害自己或企图自杀	0	1	2
19.需要别人经常注意自己	0	1	2
20.破坏自己的东西	0	1	2
21.破坏家里或其他儿童的东西	0	1	2
22.在家不听话	0	1	2
23.在学校不听话	0	1	2
24.不肯好好吃饭	0	1	2
25.不与其他儿童相处	0	1	2
26.有不良行为后不感到内疚	0	1	2
27.易嫉妒	0	1	2
28.喜食不能作为食物的东西(说明内容)	0	1	2
29.除怕上学外,还害怕某些动物、处境或地方(说明内容)	0	1	2
30.怕上学	0	1	2
31.怕自己想坏念头或做坏事	0	1	2
32.觉得自己必须十全十美	0	1	2
33.觉得或抱怨没有人喜欢自己	0	1	2
34.觉得别人存心捉弄自己	0	1	2
35.觉得自己无用或有自卑感	0	1	2
36.身体经常弄伤,容易出事故	0	1	2
37.经常打架	0	1	2
38.常被人戏弄	0	1	2
39.爱和出麻烦的儿童在一起	0	1	2
40.听到某些实际上没有的声音(说明内容)	0	1	2
41.冲动或行为粗鲁	0	1	2
42.喜欢孤独	0	1	2
43.撒谎或欺骗	0	1	2
44.咬指甲	0	1	2
45.神经过敏,容易激动或紧张	0	1	2
46.动作紧张或带有抽动性(说明内容)	0	1	2
47.做噩梦	0	1	2
48.不被其他儿童喜欢	0	1	2

项　　目	无	有时	经常
49. 便秘	0	1	2
50. 过度恐惧或担心	0	1	2
51. 感到头昏	0	1	2
52. 过分内疚	0	1	2
53. 吃得过多	0	1	2
54. 过分疲劳	0	1	2
55. 身体过重	0	1	2
56. 找不到原因的躯体症状:			
a. 疼痛	0	1	2
b. 头痛	0	1	2
c. 恶心想吐	0	1	2
d. 眼睛有问题(说明内容。注:不包括近视及器质性眼病)	0	1	2
e. 发疹或其他皮肤病	0	1	2
f. 腹部疼痛或绞痛	0	1	2
g. 呕吐	0	1	2
h. 其他(说明内容)	0	1	2
57. 对别人身体进行攻击	0	1	2
58. 挖鼻孔、皮肤或身体其他部分(说明内容)	0	1	2
59. 公开玩弄自己的生殖器	0	1	2
60. 过多地玩弄自己的生殖器	0	1	2
61. 功课差	0	1	2
62. 动作不灵活	0	1	2
63. 喜欢和年龄较大的儿童在一起	0	1	2
64. 喜欢和年龄较小的儿童在一起	0	1	2
65. 不肯说话	0	1	2
66. 不断重复某些动作,强迫行为(说明内容)	0	1	2
67. 离家出走	0	1	2
68. 经常尖叫	0	1	2
69. 守口如瓶,有事不说出来	0	1	2
70. 看到某些实际上没有的东西(说明内容)	0	1	2
71. 感到不自然或容易发窘	0	1	2
72. 玩火(包括玩火柴和打火机)	0	1	2

项　　目	无	有时	经常
73. 性方面的问题(说明内容)	0	1	2
74. 夸耀自己或胡闹	0	1	2
75. 害羞或胆小	0	1	2
76. 比大多数孩子睡得少	0	1	2
77. 比大多数孩子睡得多(说明多多少。注:不包括赖床)	0	1	2
78. 玩弄粪便	0	1	2
79. 言语问题(说明内容。注:例如口齿不清)	0	1	2
80. 茫然凝视	0	1	2
81. 在家偷东西	0	1	2
82. 在外偷东西	0	1	2
83. 收藏自己不需要的东西(说明内容。注:不包括集邮等爱好)	0	1	2
84. 怪异行为(说明内容。注:不包括其他条已提及者)	0	1	2
85. 怪异想法(说明内容。注:不包括其他条已提及者)	0	1	2
86. 固执、绷着脸或容易激怒	0	1	2
87. 情绪突然变化	0	1	2
88. 常常生气	0	1	2
89. 多疑	0	1	2
90. 咒骂或讲粗话	0	1	2
91. 声言要自杀	0	1	2
92. 说梦话或有梦游(说明内容)	0	1	2
93. 话太多	0	1	2
94. 常戏弄他人	0	1	2
95. 乱发脾气或脾气暴躁	0	1	2
96. 对性的问题想得太多	0	1	2
97. 威胁他人	0	1	2
98. 吮吸拇指	0	1	2
99. 过分要求整齐清洁	0	1	2
100. 睡眠不好(说明内容)	0	1	2
101. 逃学	0	1	2
102. 不够活跃,动作迟钝或精力不足	0	1	2
103. 闷闷不乐,悲伤或抑郁	0	1	2

项　　目	无	有时	经常
104. 说话声音特别大	0	1	2
105. 喝酒或使用成瘾药（说明内容）	0	1	2
106. 损坏公物	0	1	2
107. 白天遗尿	0	1	2
108. 夜间遗尿	0	1	2
109. 爱哭诉	0	1	2
110. 希望成为异性	0	1	2
111. 孤独、不合群	0	1	2
112. 忧虑重重	0	1	2
113. 请写出你孩子存在的但上面未提及的其他问题：			

附表 6　父母用长处与困难问卷

最近半年内，有关您的孩子平时或一贯表现，请据实填写。

项　　目	不符合	有点符合	很符合
1. 能体谅到别人的感受	0	1	2
2. 不安定、过分活跃、不能长久安静	0	1	2
3. 经常抱怨头痛、肚子痛或身体不舒服	0	1	2
4. 很乐意与别的小孩分享东西（糖果、玩具、铅笔等）	0	1	2
5. 经常发脾气或大吵大闹	0	1	2
6. 较孤僻，喜欢自己一个人玩	0	1	2
7. 一般来说，比较顺从，通常大人要求做的都肯做	0	1	2
8. 有很多担忧，经常表现出忧虑	0	1	2
9. 如果有人受伤、烦恼或是生病，都很乐意提供帮助	0	1	2
10. 经常的坐立不安或躁动	0	1	2
11. 有一个或一个以上的好朋友	0	1	2
12. 经常与别的小孩吵架或欺负其他小孩子	0	1	2
13. 经常不高兴、情绪低落或哭泣	0	1	2
14. 一般来说，受别的小孩所喜欢	0	1	2
15. 容易分心，注意力不集中	0	1	2

续表

项 目	不符合	有点符合	很符合
16.在新环境下,会紧张或粘住大人,容易失去信心	0	1	2
17.爱护年龄小的孩子	0	1	2
18.经常撒谎或欺骗	0	1	2
19.受别的小孩捉弄或欺负	0	1	2
20.经常自愿地帮助别人(父母、老师或其他小孩)	0	1	2
21.做事前会想清楚	0	1	2
22.会从家里、学校或其他地方偷东西	0	1	2
23.跟大人相处比跟小孩子相处融洽	0	1	2
24.对很多事情容易感到害怕,容易受惊吓	0	1	2
25.做事情能做到底,注意力持久	0	1	2

您是否有其他的意见:

1.您认为你的孩子是否有以下困难(情绪方面,注意力方面,行为方面,或和别人相处方面的困难):

（1）否□ （2）是，有点困难□

（3）是，有困难□ （4）是，有很大困难□

如果第1题您的回答为"是",请回答以下关于这些困难的题目:

2.这些困难出现了多久?

（1）少于1个月□ （2）1~5个月□

（3）6~12个月□ （4）超过1年以上□

3.这些困难是否困扰着您的孩子?

（1）没有□ （2）轻微□

（3）较多□ （4）非常□

4.这些困难是否对您的孩子在下列的日常生活造成干扰?

内 容	没有	轻微	较多	很多
家庭生活	1	2	3	4
与朋友的关系	1	2	3	4
上课学习	1	2	3	4
课余活动	1	2	3	4

5.这些困难有没有加重您自己或全家人的负担?

（1）没有□ （2）轻微□

（3）较多□ （4）非常多□

附表 7 视听整合持续性操作测验（IVA-CPT）的结果解析程序

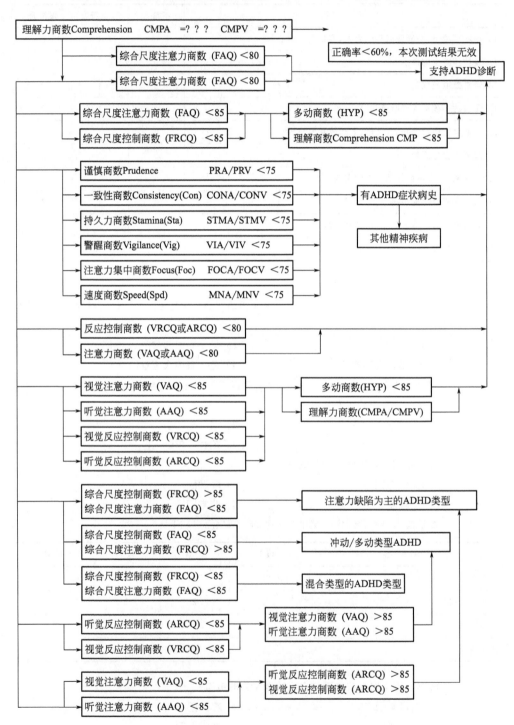

附表 8　视听整合持续性操作测验（IVA-CPT）报告（样表）

编号：　　　　　　　门诊号：　　　　　　　住院号：

姓名：　　　　　　　性别：　　　　　　　　年龄：

理解力商数	Q 值	OK　　　　　? 　　　　?? 　　　　???
听觉/视觉	70/62	听★-------------------------------视★----------

名称	控制力商数	注意力商数
听觉	66	77
视觉	93	89
综合	76	83
多动事件次数:15 次	多动商数值:94	

听觉	控制力尺度	视觉		听觉	注意力尺度	视觉
Q 值	名称	Q 值		Q 值	名称	Q 值
57	谨慎商数	99		76	警醒商数	81
70	一致性商数	87		70	注意力商数	102
102	毅力商数	100		107	速度商数	93

属性尺度	Q 值	<------+------+------○------+------+------>
平衡能力	124	------------------------------★------- 视觉占优势　　　　　均衡　　　　　听觉占优势
敏捷商数	听觉 120 视觉 97	---------------------视★---------听★----- 目标分占优势　　　　均衡　　　　干扰分占优势

效力尺度	Q 值	OK　　　　　? 　　　　?? 　　　　???
持续性商数	听觉 77 视觉 95	----视★--------------------听★----------
感觉/运动商数	听觉 112 视觉 117	听★视★------------------------------------

诊断报告：略

参考文献

[1] 劳特，施洛特克.儿童注意力训练手册 [M].成都：四川大学出版社，2006.

[2] 郑毅.儿童注意缺陷多动障碍防治指南 [M].北京：北京大学医学出版社，2007.

[3] 邹小兵.发育行为儿科学 [M].北京：人民卫生出版社，2005.

[4] 苏林雁.儿童多动症 [M].北京：人民军医出版社，2004.

[5] Salvador Minuchin Mich P. Nichols Wai-Yung Lee. 家庭与夫妻治疗案例与分析 [M].胡赤怡，等译.上海：华东理工大学出版社，2013.

[6] JoEllen Patterson, Lee Willianms Todd M. Edwards, Larry Chamow. 家庭治疗技术 [M].第二版.王雨吟译.北京：中国轻工业出版社，2012.

[7] Lauth G W, Schlottke P F. 儿童注意力训练手册 [M].杨文丽，等译.成都：四川大学出版社，2016.

[8] 伯特·海灵格，根达·韦伯，亨特·博蒙特.谁在我家 [M].张虹桥译.北京：世界图书出版社，2007.

[9] Cathy A. Malchiodi. 儿童绘画与心理治疗 [M].李甦，等译.北京：中国轻工业出版社，2005.

[10] 张日昇.箱庭疗法 [M].北京：人民教育出版社，2006.

[11] Michael P. Nichard C. Schwartz Z. 家庭治疗基础 [M].林丹华，等译.北京：中国轻工业出版社，2005.

[12] Gerald Corey. 心理咨询与治疗的理论与实践 [M].第八版.谭晨译.北京：中国轻工业出版社，2015.

[13] Russell A. Barkley. 如何养育多动症孩子 [M].王思睿，等译.北京：中国轻工业出版社，2016.

[14] 克里斯托弗·格林，姬特·齐.多动症儿童正面教养 [M].张科译.海口：南海出版社，2015.

[15] Barbara Labovitz Boik, E. Anna Goodwin. 沙游治疗 [M].田宝伟，等译.北京：中国轻工业出版社，2012.

[16] 朱瑟琳·乔塞尔森.我和你人际关系的解析 [M].鲁小华，等译.北京：机械工业出版社，2017.

[17] Kate Kelly, Peggy Ramundo. 我是 ADD 怎么了?! [M].张昕，等译.北京：机械工业出版社，2014.

[18] 严文华.心理画外音 [M].上海：上海锦绣文章出版社，2003.

[19] Stephen E. Brock, Shane R. Jimerson, Robin L. Hansen. 中小学生注意缺陷多动障碍识别、评估和治疗 [M].滕川，等译.北京：中国轻工业出版社，2012.

[20] Lauth G W, Schlottke P F, Naumann K. 儿童注意力训练父母手册 [M].杨文丽，等译.成都：四川大学出版社，2016.

[21] American Psychiatric Association, DSM-IV: Diagnostic and statistical manual of mental disorders, 4th ed. Washington，DC：American Psychiatric Association，1994.

[22] Canu W H, Eddy L D. Attention-deficit hyperactivity disorder：a handbook for diagnosis and treatment [M]. 4th ed. New York：Guilford Publications，2015.

[23] Alex R. Kemper, Gary R. Maslow, Sherika Hill, et al. Attention Deficit Hyperactivity Disorder：Diagnosis and Treatment in Children and Adolescents [M]. Rockville U. S. Agency for Healthcare Research and Quality，2018.

[24] Massetti G M, Lahey B B, Pelham W E, et al. Academic achievement over 8 years among children who met modified criteria for attention-deficit/hyperactivity disorder at 4-6years of age [J]. J Abnorm Child Psychol，2008，36 (3)：399-410.

[25] Sergeant J. The cognitive-energetic model：an empirical approach to attention-deficit hyperactivity disorder [J]. Neurosci Biobehav Rev，2000，24 (1)：7-12.

[26] Polanczyk G, de Lima M S, Horta B L, et al. The worldwide prevalence of ADHD：a systematic review and metaregression analysis [J]. Am J Psychiatry，2007，164：942-948.

[27] Faraone S V，Biederman J，Mick E. The age-dependent decline of attention deficit hyperactivity disorder: a meta-analysis of follow-up studies [J]. Psychol，2006，36: 159-165.

[28] Clarke A，Barry R，McCarthy R，et al. The effects of ipramine hydrochloride on the EEG of children with attention-deficit/hyperactivity disorder [J]. Int J Psychophysiol，2008，67: 35-40.

[29] Guzmán Alba，Ernesto Pereda，Soledad Mañas，et al. Electroencephalography signatures of attention-deficit/hyperactivity disorder: clinical utility [J]. Neuropsychiatric Disease and Treatment，2015，11: 2755-2769.

[30] Afeftik，Nyarko S H. Prevalence and effect of attention deficit/hyperactivity disorderon school performance among primary school pupils in the Hohoe Municipality，Ghana [J]. Annals of General Psychiatry，2017，16 (1): 11-22.

[31] Venkata J A，Panicker A S. Prevalence of attention deficit hyperactivity disorder in primary school children [J]. Indian Journal of Psychiatry，2013，55 (4): 338-345.

[32] Deater-deckard K. Parents' and Children's ADHD in a Family system [J]. Journal of Abnormal Child Psychology，2017，45 (3): 519-525.

[33] Derks E M，Vink J M，Willemsen G，et al. Genetic and environmental influences on the relationship between adult ADHD symptoms and self-reported problem drinking in 6024 Dutch twins [J]. Psychological Medicine，2014，44 (12): 2673-2683.

[34] Peterson B S，Rauh V A，Bansal R，et al. Effects of prenatal exposure to air pollutants (polycyclic aromatic hydrocarbons) on the development of brain white matter，cognition，and behavior in later childhood [J]. JAMA Psychiatry，2015，72 (6): 531-540.

[35] Livingstone L T，Coventry W L，Corley R P，et al. Does the environment have an enduring effect on ADHD? A longitudinal study of monozygotic twin differences in children [J]. Journal of Abnormal Child Psychology，2016，44 (8): 1487-1501.

[36] Wei H，Zou H，Sheikh A M，et al. IL-6 is increased in the cerebellum of autistic brain and alters neural cell adhesion，migration and synaptie formation [J]. J Neuminflammation，2011，8: 52-64.

[37] Tovo-Rodrlgues L，Rohde L A，BMenezes A M，et al. DRIM rare variants in Attention Deficit/Hyperactivity Disorder (ADHD): further evidence from a birth cohort study [J]. PLos One，2013，8 (12) e85164.

[38] Yabuki Yhioda N，Maeda T，et al. Aberrant CaMK Ⅱ activity in the medial，S: prefrontal codex is associated with cognitive dysfunction in ADHD model rats [J]. Brain Res，2014，1557: 90-100.

[39] Ceylan M F，Uneri O S，Guney E，et al. Increased levels of serum neopterin in attention deficiChyperactivity disorder (ADHD) [J]. J Neuroimmunol，2014，273 (1/2): 111-114.

[40] Song D H，Jhung K，Song J，et al. The 1287 G/A polymorphism of the norepinephrine transporter gene (NET) is involved in commission errors in Korean children with attention deficit hypbraetivity disorder [J]. Behav Brain Funct，2011，7: 12-23.

[41] Eyles D W，Bume T H，Vitamin D，et al. effects on brain development，adult brain function and the links between low levels of vitamin D and neuropsycbiatric disease [J]. Front Neuroendocrinol，2013，34 (1): 47-64.

[42] Leo D，Gainetdinov R R. Trans genicmouse models for ADHD [J]. Cell Tissue Res，2013，354 (1): 259-271.

[43] Nymberg C，Jia T，Lubbe S，et al. Neural mechanisms of attention deficit/hyperactivity disorder symp-

toms are stratified by MAOA genotype [J]. Biol Psychiatry, 2013, 74 (8): 607-614.

[44] Igual L, Soliva J C, Escalera S, et al. Automatic brain caudate nuclei segmentationand classification in diagnostic of Attention-Deficit/Hyperactivity Disorder [J]. Computerized Medical Imaging and Graphics: The Official Jounal of the Computerized Medical Imaging Society, 2012, 36 (8): 591-601.

[45] John E, Ahn H, Princhep L, et al. Developmental equations of the electroencephalogram [J]. Science, 1980, 210: 1255-1258.

[46] Chabot R, Serfontein G. Quantitative electroencephalographic profiles of children with attention deficit disorder [J]. Biol Psychiatry, 1996, 40: 951-963.

[47] Clarke A, Barry R, McCarthy R, et al. EEG differences in two subtypes of attention deficit hyperactivity disorder [J]. Psychophysiology 2001, 38: 212-221.

[48] Ronghuan J, Yufeng W, Bomei G. EEG biofeedback on congnitive function of children with ADHD [J]. Chinese Mental Health Journal, 2002, 16 (6): 407-410.

[49] Shi T, Li X, Song J, et al. EEG characteristics and visual cognitive function of children with attention deficit hyperactivity disorder (ADHD) [J]. Brain Dev, 2012, 34 (10): 806-11.

[50] Rodriguez C, Gonzalez-Castro P, Cueli M, et al. Attention Deficit/Hyperactivity Disorder (ADHD) Diagnosis: An Activation-Executive Model [J]. Frontiers in Psychology, 2016, 7: 1406.

[51] Funahashi S. Neuronal mechanisms of executive control by the prefrontal cortex [J]. Neurosci Res, 2001, 39 (2): 147-165.

[52] Simoes E N, Novais Carvalho A L, Schmidt SL. What does handedness reveal about ADHD? An analysis based on CPT performance [J]. Research in Developmental Disabilities, 2017, 65: 45-56.

[53] Kane H, Whiston S C. Review of the IVA continuous performance test [J]. Buros Fourteenth Mental Measurements Yearbook, 2001, 18: 592-595.

[54] Gilbert H, Qin L, Li D D, et al. Aiding the diagnosis of AD/HD in childhood: Using actigraphy and a continuous performance test to objectively quantify symptoms [J]. Research in Developmental disabilities, 2016, 59: 35-42.

[55] Berger I, Slobodin O, Cassuto H. Usefulness and Validity of Continuous PerformanceTests in the Diagnosis of Attention-Deficit Hyperactivity Disorder Children [J]. Archives of Clinical Neuropsychology, 2017, 32 (1): 81-93.

[56] Vinogradov S, Fisher M, de Villers-Sidani E. Cognitive training for impaired neural systems in neuropsychiatric illness [J]. Neuropsychopharmacology, 2012, 37 (1): 43-76.

[57] Hale T S, Kane A M, Tung K L, et al. Abnormal parietal brain function in ADHD: replication and extension of previous EEG beta asymmetry findings [J]. Front Psychiatry, 2014, 5: 87.

[58] Charach A, Figueroa M, Chen S, et al. Stimulant treatment over 5 years: effects on growth [J]. J Am Acad Child Adolesc Psychiatry, 2006, 45: 415-421.

[59] Johnstone S J, Roodenrys S J, Johnson K, et al. Game-based combined cognitive and neurofeedback training using Focus Pocus reduces symptom severity in children with diagnosed AD/HD and subclinical AD/HD [J]. International Journal of Psychophysiology, 2017, 116: 32-44.

[60] Silberstein R B, Pipingas A, Farrow M, et al. Brain functional connectivity abnormalities in attention-deficit hyperactivity disorder [J]. Brain and Behavior, 2016, 6 (12): 583.

[61] Monastra V J, Lynn S, Linden M. Electroencephalographic biofeedback in the treatment of attention-deficit/hyperactivity disorder [J]. Appl Psychophysiol Biofeedback, 2005, 30: 95-114.

[62] Agatha Lenartowicz, Sandra K. Loo. Use of EEG to Diagnose ADHD [J]. Curr Psychiatry Rep, 2014, 16 (11): 498-517.

[63] Snyder S M, Hall J R. A meta-analysis of quantitative EEG power associated with attention-deficit hyper-activity disorder [J]. J Clin Neruophysiol, 2006, 23 (5): 440-455.

[64] Jean-Arthur Micoulaud-Franchi, Pierre Alexis Geoffroy, Guillaume Fond, et al. EEG neurofeedback treatments in children with ADHD: an updated meta-analysis of randomized controlled trials [J]. Frontiers in Human Neuroscience, 2014, 8 (906): 1-7.

[65] Fonseca L C, Tedrus G M, Moraes C. Epiletiform abnormalities and quantitative EEG in children with attention-deficit/hyperactivity disorder [J]. Arq Neruopsiquiatr, 2008, 66 (3A): 462-467.

[66] Agnieszka Zuberer, Daniel Brandeis, Renate Drechsler, et al. Are treatment effects of neurofeedback training in children with ADHD related to the successful regulation of brain activity [J]. Frontiers in Human Neuroscience, 2015, 9 (125): 1-15.

[67] Snyder S M, Quintana H, Sexson S B. Blinded, multi-center validation of EEG and rating scales in iden-tifying ADHD within a clinical sample [J]. Psychiatry Res, 2008, 159 (3): 346-358.

[68] Essica Van Doren, Martijn Arns, Hartmut Heinrich1, et al. Sustained effects of neurofeedback in ADHD: a systematic review and meta-analysis [J]. European Child & Adolescent Psychiatry, 2019, 28: 293-305.

[69] Bashar Razoki. Neurofeedback versus psychostimulants in the treatment of children and adolescents with attention-deficit/hyperactivity disorder: a systematic review [J]. Neuropsychiatric Disease and Treat-ment, 2018, 14: 2905-2913.

[70] Monastra V, Lubar J, Linden M, et al. Assessing attention deficit hyperactivity disorder via quantitative electroencephalography: an initial validation studies [J]. Neuropsychology, 2001, 15: 325-333.

[71] Hasson R, Fine J G. Gender differences among children with ADHD on continuous performance tests: a meta-analytic review [J]. J Atten Disord, 2012, 16 (3): 190-198.

[72] Park M H, Kweon Y S, Lee S J, et al. Differences in Performance of ADHD Children on a Visual and Auditory Continuous Performance Test according to IQ [J]. Psychiatry Investig, 2011, 8 (3) 227-233.

[73] Nazari M A, Wallois F, Aarabi A, et al. Dynamic changes in quantitative electroencephalogram during continuous performance test in children with attention-deficit/hyperactivity disorder [J]. Int J Psycho-physiol, 2011, 81 (3): 230-236.

[74] Wang L J, Huang Y S, Chiang Y L, et al. Clinical symptoms and performance on the Continuous Per-formance Test in children with attention deficit hyperactivity disorder between subtypes: a natural fol-low-up study for 6 months [J]. BMC Psychiatry, 2011, 11: 65-74.

[75] Barry R J, Clarke A R, Hajos M, et al. EEG coherence and symptom profiles of children with Atten-tion-Deficit/Hyperactivity Disorder [J]. Clin Neurophysiol, 2011, 122 (7): 1327-1332.

[76] Gevensleben H, Moll G H, Heinrich H. Neurofeedback training in children with ADHD: behavioral and neurophysiological effects [J]. Z Kinder Jugendpsychiatr Psychother, 2010, 38 (6): 409-419.

[77] Murray D W, Arnold L E, Swanson J, et al. A clinical review of outcomes of the multimodal treatment study of children with attention-deficit/hyperactivity disorder (MTA) [J]. Curr Psychiatry Rep, 2008, 10: 424-431.

[78] Miller K J, Schalk G, Fetz E E, et al. Cortical activity during motor execution, motor imagery, and imagery-based online feedback [J]. Proc Natl Acad Sci USA, 2010, 107 (9): 4430-4435.

[79] Barry R J，Clarke A R，Johnstone S J，et al. Electroencephalogram theta/beta ratio and arousal in atten-tion-deficit/hyperactivity disorder：evidence of independent processes [J]. Biol Psychiatry, 2009, 66 (4)：398-401.

[80] Gevensleben H，Moll G H，Rothenberger A，et al. The usage of neurofeedback in children with ADHD：the method and its evaluation [J]. Prax Kinderpsychol Kinderpsychiatr, 2011, 60 (8)：666-676.

[81] Bakhshayesh A R，Hansch S，Wyschkon A，et al. Neurofeedback in ADHD：a single-blind randomized controlled trial [J]. Eur Child Adolesc Psychiatry, 2011, 20 (9)：481-491.

[82] Ine Beyens，Patti M. Valkenburga，Jessica Taylor Piotrowskia. Screen media use and ADHD-related be-haviors：Four decades of research [J]. PNAS, 2018, 115 (40)：9875-9881.

[83] Reinie Cordier，Brandon Vilaysack，Kenji Doma，et al. Peer Inclusion in Interventions for Children with ADHD：A Systematic Review and Meta-Analysis [J]. BioMed Research International, 2018, 1-51.

[84] Jean-Arthur Micoulaud-Franchi，Pierre Alexis Geoffroy，Guillaume Fond，et al. EEG neurofeedback treatments in children with ADHD：an updated meta-analysis of randomized controlled trials [J]. Frontiers in Human Neuroscience, 2014, 906 (8)：1-7.

[85] Madelon A. Vollebregt，Martine van Dongen-Boomsma，Dorine Slaats-Willemse，et al. What future re-search should bring to help resolving the debate about the efficacy of EEG-neurofeedback in children with ADHD [J]. Frontiers in Human Neuroscience, 2014, 321 (8)：1-6.

[86] 张亚峰，孙桂香. 儿童注意缺陷多动障碍家庭危险因素的 Meta 分析 [J]. 中国当代儿科杂志, 2015, 17 (7)：721-725.

[87] Tingting Wang，Kaihua Liu，Zhanzhan Li，et al. Prevalence of attention deficit/hyperactivity disorder a-mong children and adolescents in China：a systematic review and meta analysis [J]. BMC Psychiatry, 2017, 17 (32)：1-11.

[88] Samuele Cortese，Maite Ferrin，Daniel Brandeis，et al. Cognitive Training for Attention-Defcit/Hyper-activity Disorder：Meta-Analysis of Clinical and Neuropsychological Outcomes From Randomized Con-trolled Trials [J]. Journal of the American academy of child & adolescent psychiatry. 2015, 54 (3)：164-174.

[89] Megan E. Tudor，Karim Ibrahim，Emilie Bertschinger，et al. Cognitive-Behavioral Therapy for a 9-Year-Old Girl With Disruptive Mood Dysregulation Disorder [J]. Clin Case Stud, 2016, 15 (6)：459-475

[90] Brian Reichow，Fred R. Volkmar，Michael H. Bloch，Systematic Reviewand Meta-Analysis of Pharma-cological Treatment of the Symptoms of Attention-Deficit/Hyperactivity Disorder in Children with Perva-sive Developmental Disorders [J]. J Autism Dev Disord, 2013, 43 (10)：2435-2441.

[91] Stanley Kam Chung Chan，Dexing Zhang，Susan M Bögels，et al. Effects of a mindfulness-based inter-vention (MYmind) for children with ADHD and their parents：protocol for a randomized controlled trial [J]. BMJ Open, 2018, e022514.

[92] Christopher Hautmann，Manfred D. pfner，Josepha Katzmann，et al. Sequential treatment of ADHD in mother and child (AIMACstudy)：importance of the treatment phases for intervention success in a ran-domized trial [J]. BMC Psychiatry, 2018, 18 (388)：1-13.

[93] Lixia Yan，Junhua Zhang，Yang Yuant al. Effects of neurofeedback versus methylphenidate for the treatment of attention-deficit/hyperactivity Disorder protocol for asystematic review and meta-analysis of head-to-head trials [J]. Medicine, 2018, 97 (39)：1-6.

[94] Gregory A. Fabiano，Nicole K. Schatz，Ariel M. Aloe，et al. A Systematic Reviewof Meta-analyses of

Psychosocial Treatment for Attention-Deficit/Hyperactivity Disorder [J]. Clin Child Fam Psychol Rev, 2015, 18 (1): 77-97.

[95] Mohammed A. Rashida, Sophie Lovickb, Nadia R. Llanwarne, Medication-taking experiences in attention deficit hyperactivity disorder: a systematic review [J]. Family Practice, 2018, 35 (2): 142-150

[96] Laura E. Knouse, Christine Cooper-Vince, Susan Sprich, et al. Recent developments in the psychosocial treatment of adult ADHD [J]. Expert Rev Neurother. 2008, 8 (10): 1537-1548

[97] Carlos López-Pinar1, Sonia Martínez-Sanchís, Enrique Carbonell-Vayá, et al. Long-Term Ef. cacy of Psychosocial Treatments for Adults With Attention-Deficit/Hyperactivity Disorder: A Meta-Analytic Review [J]. Frontiers in Psychology, 2018, 638 (9): 1-16.

[98] Linda J. Pfiffner, Lauren M. Haack, Behavior Management for School Aged Children with ADHD [J]. Child Adolesc Psychiatr Clin N Am, 2014, 23 (4): 731-746.

[99] Monica Shaw, Paul Hodgkins, Hervé Caci, et al. A systematic review and analysis of long-term outcomes in attention deficit hyperactivity disorder: effects of treatment and non-treatment [J]. BMC Medicine, 2012, 10 (99) 1-15.

[100] Kerry K W Cheung, Ian C K Wongatrick Ip, et al. Experiences of adolescents and young adults with ADHD in Hong Kong: treatment services and clinical management [J]. BMC Psychiatry, 2015, 15 (95): 1-11.

[101] Martin Holtmann, Benjamin Pniewski, Daniel Wachtlin, et al. Neurofeedback in children with attention-deficit/hyperactivity disorder (ADHD) -a controlled multicenter study of a non-pharmacological treatment approach [J]. BMC Pediatrics 2014, 14 (202): 1-11.

[102] Geraldina F. Gaastra, Yvonne Groen, LaraTucha, et al. The Effects of Classroom Interventionson Off-Task and Disruptive Classroom Behavior in Children with Symptoms of Attention Deficit/Hyperactivity Disorder: A Meta Analytic Review [J]. PLOS ONE, 2016, 2 (17): 1-19.

[103] Betty Veenman, Marjolein Luman, Jaap Oosterlaan. Efficacy of behavioral classroom programs in primary school. A meta-analysis focusing on randomized controlled trials [J]. PLOS ONE, 2018, 10 (10): 1-23.